의약품등의 독성시험기준 해설서

식품의약품안전처 식품의약품안전평가원

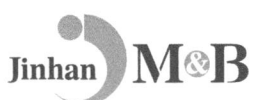

발 간 사

독성시험은 의약품의 안전성을 확보하기 위한 중요하고 필수적인 단계입니다. 따라서 독성시험의 방법과 절차는 국제적으로 인정된 가이드라인에 따라 실시되어야 합니다. 이에 식품의약품안전처에서는 「의약품등의 독성시험기준」(식약처 고시)을 통해서 ICH, OECD 등과 같은 국제적으로 인정된 시험방법을 국내 상황에 맞게 제시하고 있습니다.

식품의약품안전평가원에서는 「의약품등의 독성시험기준」의 단회 및 반복투여독성시험, 생식·발생독성시험, 유전독성시험 등 세부 독성시험의 내용을 알기 쉽게 설명하여 의약품 연구·개발자 및 허가·심사자의 이해를 도모하고자 "의약품등의 독성시험기준 해설서"를 마련하였습니다.

이번 해설서는 기존의 해설서가 발간된 2012년 이후 「의약품등의 독성시험기준」 고시 개정사항을 모두 반영하였습니다. 특히, 독성시험 용어 개정을 비롯하여 단회 및 반복투여독성시험의 동물 종 선택, 유전독성시험의 표준조합 방법 제시, 면역독성시험법 추가 등 고시의 많은 부분에서 변화가 있었습니다. 본 해설서에서는 위와 같은 개정사항을 모두 반영하여 보다 알찬 내용으로 구성하고자 노력하였습니다.

앞으로 이 해설서가 국내 제약회사, 비임상시험실시기관(GLP기관) 및 허가·심사부서에서 적극 활용되어 독성시험의 이해도를 높이고 신뢰성을 확보하여 보다 안전한 의약품이 개발되는데 기여하기를 바랍니다.

식품의약품안전평가원장
서 경 원

본 해설서는 「의약품등의 독성시험기준」(식품의약품안전처 고시 제2022-18호, 2022.03.02)의 내용을 알기 쉽게 설명한 것으로서 현재까지의 경험과 과학적 사실에 근거한 것이므로 새로운 과학적 근거가 있을 경우 또는 관련 규정의 개정에 따라 추후 변경될 수 있습니다.

또한 본 해설서는 현재의 「의약품등의 독성시험기준」(식품의약품안전처 고시 제2022-18호, 2022.03.02)에 대한 일반적인 해석을 기술하고 있는 것으로서 법적 효력이 있는 사항이 아니며, 개별 사항에 따라 다르게 해석할 수 있음을 알려드립니다.

※ 본 자료집에 대한 의견이나 문의사항이 있을 경우 식품의약품안전평가원 독성평가연구부 독성연구과에 문의하시기 바랍니다.
전화번호: 043-719-5107
팩스번호: 043-719-5100

용어 정의

※ 출처 : 「의약품등의 독성시험기준」(고시 제2022-18호)

시험동물 : 건강농물로서 시험목적으로 사용되는 품종이 확실한 동물을 말하며, 설치류는 특정병원체부재(SPF)동물을 사용함을 원칙으로 한다.

단회투여독성시험 : 시험물질을 시험동물에 단회투여(24시간이내의 분할 투여하는 경우도 포함)하였을 때 단기간 내에 나타나는 독성을 질적·양적으로 검사하는 시험을 말한다.

반복투여독성시험 : 시험물질을 시험동물에 반복투여하여 중·장기간 내에 나타나는 독성을 질적, 양적으로 검사하는 시험을 말한다.

생식·발생독성시험 : 시험물질이 포유류의 생식·발생에 미치는 영향을 규명하는 시험을 말하며 수태능 및 초기배 발생시험, 출생 전·후 발생 및 모체기능시험, 배·태자 발생시험 등이 있다.

유전독성시험 : 시험물질이 유전자 또는 유전자의 담체인 염색체에 미치는 상해작용을 검사하는 시험을 말한다.

항원성시험 : 시험물질이 생체의 항원으로 작용하여 나타나는 면역원성 유발여부를 검사하는 시험을 말한다.

면역독성시험 : 반복투여독성시험의 결과, 면역계에 이상이 있는 경우 시험물질의 이상면역반응을 검사하는 시험을 말한다.

발암성시험 : 시험물질을 시험동물에 장기간 투여하여 암(종양)의 유발여부를 질적, 양적으로 검사하는 시험을 말한다.

국소독성시험 : 시험물질이 피부 또는 점막에 국소적으로 나타내는 자극을 검사하는 시험으로서 피부자극시험 및 안점막자극시험으로 구분한다.

국소내성시험 : 시험물질이 시험동물의 주사부위에서 나타내는 임상·병리학적 반응을 검사하는 시험을 말한다.

흡입독성시험 : 기체, 휘발성 물질, 증기 및 에어로솔 물질을 함유하고 있는 공기를 시험동물에 흡입 투여하여 나타나는 독성을 검사하는 시험을 말한다.

독성동태시험(Toxicokinetics) : 독성시험 수행시 시험물질의 전신노출도를 평가하기 위하여 약물동태학적 자료를 산출하는 시험으로서, 시험물질의 노출도와 독성시험에서의 용량단계 및 시간경과와의 상관성을 연구하는 것을 목적으로 한다.

개략의 치사량 : 서로 다른 용량에서 관찰된 동물의 생사 및 독성증상으로부터 판단되는 최소치사량을 의미한다.

* **최대내성용량(Maximun Tolerated Dose, MTD)** : 시험물질을 시험동물에 투여하였을 때 대조군에 비하여 10% 이내의 체중증가 억제 또는 상승을 나타내면서 사망에 영향을 미치지 않는 독성증상이 나타날 것으로 기대되는 최소용량을 말한다.

* **최대무작용량(No Observed Effect Level, NOEL)** : 시험물질을 시험동물에 투여하였을 때 어떠한 영향도 나타나지 않는 최대용량을 말한다.

* **최소독성용량(Lowest Observed Adverse Effect Level, LOAEL)** : 시험물질을 시험동물에 투여하였을 때 독성이 나타나는 최소용량을 말한다.

* **최대무독성용량(No Observed Adverse Effect Level, NOAEL)** : 시험물질을 시험동물에 투여하였을 때 독성이 나타나지 않는 최대용량을 말한다.

(* 2022년 3월 2일 고시 개정 사항)

목 차

제 1 장. 단회투여독성시험 ·· 1

제 2 장. 반복투여독성시험 ·· 7

제 3 장. 생식·발생독성시험 ·· 17

제 4 장. 유전독성시험 ·· 33

제 5 장. 항원성시험 ·· 67

제 6 장. 면역독성시험 ·· 79

제 7 장. 발암성 시험 ·· 83

제 8 장. 국소독성시험 ·· 95

제 9 장. 국소내성시험 ·· 105

제10장. 흡입독성시험 ·· 107

제11장. 복합제의 독성시험 ·· 113

제12장. 독성동태시험 ·· 119

참고문헌 ·· 135

[부록] 의약품등의 독성시험기준 ····································· 139

제1장

단회투여독성시험

제 1 장 단회투여독성시험
(Single Dose Toxicity study)

1. 개요

단회투여독성시험은 시험물질을 실험동물에 단회투여(24시간 이내의 분할 투여하는 경우도 포함)하였을 때 단기간 내에 나타나는 독성을 질적·양적으로 검사하는 시험을 말한다. 설치류에 있어서 기존에 요구되어 왔던 반수치사용량(이하 LD_{50})은 고정된 것이 아니며 시험조건의 차이에 의해 수치의 변동이 큰 생물학적 지표이다. 더욱이 동물복지의 관점에서 다수의 동물을 희생함으로써 LD_{50}을 구하는 것이 문제가 되었다. 따라서 LD_{50}을 구하기보다는 오히려 시험물질을 투여한 후에 일어나는 모든 변화(독성변화)와 용량과의 관계를 파악하는 것에 초점을 둔 시험이 바람직하다고 판단된다.

단회투여독성시험의 경우 「의약품등의 독성시험기준」과 OECD 독성시험 가이드라인(Test Guideline)이 서로 일치하지 않는 부분이 있다(예: OECD TG420, TG423, TG425). 따라서 OECD 독성시험 가이드라인을 준용하는 시험의 경우 별도로 발간된 안내서(「식품 등의 독성시험법 가이드라인-단회투여독성」)를 참고하는 것이 바람직하다.

2. 시험방법

가. 실험동물
(1) 동물 종

시험물질에 대한 생체반응에는 종차, 계통차 등이 있다고 알려져 있다. 동물 종을 선택함에 있어서 효능 또는 대사 양상이 인간과 유사한 동물 종이 바람직하다. 그러나 단회투여독성시험을 실시하는 단계에서는 위의 사항을 만족하는 동물 종 혹은 계통을 선택하는 것이 어려울 수 있으므로, 통상적으로 다루기 쉽고 질적으로도 균일하며 배경 자료도 풍부한 동물을 선택하게 된다.

「의약품등의 독성시험기준」(식품의약품안전처 고시)에서는 두 종 이상의 동물을 사용하도록 요구하고 있고, 그 중 한 종은 설치류, 또 다른 한 종은 토끼 이외의 비설치류를 제시하고 있다. 다만, 백신을 비롯한 생물의약품의 경우에는 타당한 근거가 있는 경우(예를 들어 적절한 동물 종이 한 종류만 확인되었거나 한 종의 동물에서 생물학적 활성이 충분히 설명되는 경우) 한 종의 적절한 동물을 사용하는 시험이 가능하다. 비설치류에서 얻어지는 정보는 인간에서의 안전성을 예측하는 측면에서 보다 중요한 자료가 된다. 따라서 비설치류를 이용하는 의약품에 대한 반복투여독성시험의 예비시험 등에서 적절한 용량설정과 관찰이 이루어진 경우 이를 단회투여독성시험으로서 대체할 수 있다. 이때의 예비시험이란 반복투여독성시험의 용량설정 등을 위해 급성징후가 파악될 수 있는 간격으로 동일 동물에 수 회로 충분히 높은 용량까지 투여한 시험을 의미한다.

일반적으로 단회투여독성시험에 사용되는 동물 종으로는 반복투여독성시험에서 사용한 동물 종과의 대응을 고려할 때, 설치류는 랫드가, 비설치류는 개가 현재 가장 많이 사용되고 있다. 설치류로는 마우스, 비설치류로는 원숭이 등도 고려할 수 있다. 비설치류의 경우 토끼를 제외하는 것이 일반적이나 백신이나 피부 외용제 또는 타당한 근거가 제시되는 경우에는 토끼도 사용할 수 있다.

(2) 성

동물시험에서 독성의 발현에 성차가 인정되는 예가 단회와 반복투여독성시험에서 보고되고 있다. 따라서 적어도 1종의 동물은 암수 동물 모두에서 시험을 하여야 한다.

(3) 동물 수

동물 수는 시험결과를 해석할 수 있는 충분한 수로 한다. 동물 수를 결정할 때에는 용량단계, 성별 등을 고려해야 한다.

나. 투여방법
 (1) 투여경로
  투여경로에 따라 시험물질의 흡수율, 흡수속도 등에 변화가 일어날 수 있고 그로 인해 독성 작용에 차이가 발생할 수 있다. 따라서 시험물질의 임상 적용경로에서 안전성 정보를 얻는다는 목적에서 임상적용경로를 포함하는 것이 필요하다.

  경구투여하기 전에 통상 일정기간 동물을 절식시키는데, 이는 위에 내용물이 있으면 대량의 시험물질을 강제 투여하는 것이 어려우며 위의 내용물에 의해 독성반응에 차이가 생길 수 있기 때문이다. 그러나 절식시간에 따라 약물대사효소의 활성이 변동되거나, 또는 시험물질에 의해 장관흡수가 변동되는 경우도 있다. 「의약품등의 독성시험기준」(식품의약품안전처 고시)에서는 절식시간을 정하지는 않았지만, 적어도 위 내용물이 비워지는 최소한의 시간동안 절식하는 것이 필요하다.

  척수강내와 관절강내에 적용되는 시험물질과 점안제, 흡입제와 같은 시험물질 등을 임상 적용경로에 따라 투여할 때 동물 종에 대한 단회투여독성시험으로 급성독성 징후를 파악하기에 충분한 양으로 투여하는 것이 곤란한 경우가 있다. 따라서 이와 같은 경우에는 다른 투여경로를 선택하는 것을 고려한다.

 (2) 투여횟수
  투여횟수는 원칙적으로 단회(1회)이지만 단회투여하는 것이 곤란한 시험물질에 대해서는 24시간 이내에 분할 투여하는 경우도 단회투여에 포함하는 것으로 볼 수 있다. 분할하여 투여한 경우는 그 이유를 명확히 하는 것이 필요하다.

 (3) 용량단계
  설치류의 경우 개략의 치사량을 구하기에 적절한 단계를 설정하고, 비설치류의 경우는 독성증상을 명확히 관찰하기에 적절한 단계를 설정한다. 추정 임상용량이 미량이고 동시에 현저히 독성이 약한 시험물질에 대해서는 과학적인 근거에 기초하여 용량단계를 개별적으로 고려한다. 용량 단계 설정 시 ICH나 OECD의 관련 가이드라인을 참고할 수 있다(참고문헌).

다. 관찰 및 평가 항목
 (1) 관찰 기간
  보통 시험물질 투여 후 72시간 내에 사망 유무가 결정되는 경우가 많지만, 스테로이드와 같이 상당히 오랜 기간이 지난 후 사망하는 경우도 있다. 「의약품등의 독성시험기준」(식품의약품안전처 고시)에서는 관찰기간을 2주간으로 하였지만 명확한 증상이 지속되거나 사망이 지연될 경우 그 이상으로 할 수 있다.

(2) 관찰 및 평가 항목

　일반증상의 추이와 사망에 이르는 경과를 상세히 기록한다. 그러기 위해서는 투여 후 수 시간은 연속해서, 그 후는 1일 1회 이상 관찰하는 것이 필요하다. 일반증상의 관찰에서는 각종 자극에 대한 반응, 운동(행동), 호흡, 경련, 피모 및 피부, 배설물 등의 상태와 정도, 발현과 경과를 관찰·기록한다. 비설치류에 대해서는 맥박, 체온, 동공반사 등 설치류에서는 관찰하기 어려운 사항에 대해 특별히 주의해서 충분히 검사한다. 체중변화도 독성징후에 당연히 포함되도록 한다. 체중측정의 빈도는 그 추이를 알 수 있도록 하여야 하며 시험기간 중 최소 3회 이상 측정한다.

　관찰기간 중에 사망한 동물 및 관찰기간이 완료된 시점에서 생존해 있던 모든 동물을 부검한다. 부검 시 육안적 이상소견이 관찰된 장기·조직은 필요에 따라 적출하여 병리조직학적 검사를 한다. 특히 사망한 동물의 경우 시험물질에 의한 사망인지 또는 우발적인 사망인지를 최대한 규명하는 것이 필요하다.

　설치류에 대해 요구하고 있는 개략의 치사량은 시험물질을 대량으로 단회 투여할 때 나타나는 독성징후와 동물의 사망에 이르기까지의 과정에서 구할 수 있는 개략적인 최소 치사량이다. 비설치류는 독성증상을 명확하게 관찰할 수 있는 용량도 가능하다.

제2장

반복투여독성시험

제 2 장 반복투여독성시험
(Repeated Dose Toxicity study)

1. 개요

반복투여독성시험은 시험물질을 실험동물에 반복투여하여 중·장기간 내에 나타나는 독성을 질적, 양적으로 검사하는 시험을 말한다. 용량단계는 적어도 3단계 시험물질 투여군으로 하고, 최대내성용량 및 최대무작용량 등을 포함하여 용량반응관계가 나타날 수 있도록 설정한다. 독성변화의 가역성과 지연성 독성을 검토하기 위해 회복군을 두어 시험하는 것이 바람직하다.

반복투여독성시험의 경우「의약품등의 독성시험기준」과 OECD 독성시험 가이드라인(Test Guideline)이 서로 일치하지 않는 부분이 있다(예: OECD TG408, TG407). 따라서 OECD 독성시험 가이드라인을 준용하는 시험의 경우 별도로 발간된 안내서(「식품 등의 독성시험법 가이드라인-반복투여독성」)를 참고하는 것이 바람직하다.

2. 시험방법

가. 실험동물
(1) 동물 종

반복투여독성시험에 사용하는 동물 종 또는 계통으로는 유효량과 독성량을 비교하여 안전역을 추정하기 위해, 주요 약효가 인정된 동물 종이 바람직하다. 또한 독성동태적인 측면에서도 적절한 동물의 선택이 요구된다. 또한 단회투여독성시험에 사용된 동물 종과 일치시키는 것이 일반적이다. 종 또는 계통의 차이에 의해 약물반응에 차이가 있으므로, 두 종 이상의 동물을 사용하여야 하며 한 종은 설치류, 다른 한 종은 토끼 이외의 비설치류에서 선택하여야 한다. 다만, 백신을 비롯한 생물의약품의 경우에는 타당한 근거가 있는 경우(예를 들어 적절한 동물 종이 한 종류만 확인되었거나 한 종의 동물에서 생물학적 활성이 충분히 설명되는 경우) 한 종의 적절한 동물을 사용하는 시험이 가능하다. 비설치류의 경우 토끼를 제외하는 것이 일반적이나 백신이나 피부 외용제 또는 타당한 근거가 제시되는 경우에는 토끼도 사용할 수 있다.

(2) 성

독성발현의 성차 및 암·수 각각의 생식기관·조직에 대한 직접적 영향을 명확히 하기 위하여 암·수 모두에 대한 시험을 실시할 필요가 있다. 임상적으로 한쪽 성에서만 적용을 하는 시험물질에 대해서도 독성발현의 기전 해명을 위해서는 암·수 모두에 대해서 정보를 얻는 것이 보다 중요한 경우도 있다.

(3) 동물 수

「의약품등의 독성시험기준」(식품의약품안전처 고시)에서는 투여기간에 관계없이, 설치류에서는 암·수 각각 10마리 이상, 또 비설치류에서는 암·수 각각 3마리 이상으로 하고 있다. 사용하는 동물 수를 정할 때, 기본적으로는 시험의 최종단계에서 적절하게 평가할 수 있는 동물 수가 남아있도록 하여야 한다. 또한, 시험물질의 혈중농도를 측정하거나 도중에 부검을 행하는 경우 또는 회복성 시험을 실시하는 경우에는 각각에 요구되는 동물 수를 추가할 필요가 있다.

나. 투여방법
(1) 투여경로

임상 적용 경로에 근거해 투여경로를 선택한다. 경구 투여시에는 크게 2종류의 방법이 있다. 그 중 한 가지는 존대와 같이 위까지 도달하는 관을 이용하거나, 캅셀제 또는 정제형으로 강제적으로 투여하는 방법이며, 다른 한 가지는 사료 또는 물에 첨가해주는 방법이다.

강제 경구투여의 경우 체중에 대응하는 투여량을 정확히 투여할 수 있는 이점이 있는 반면 투여실수와 동물에게 스트레스를 일으킬 염려가 있다. 무리 없이 투여할 수 있도록 기술습득을 하여야 하며 투여자 간의 차이를 일으키지 않도록 하는 것이 필요하다.

사료나 물에 첨가하는 방법은 장기간 매일 투여하는 경우에는 좋은 방법이지만, 시험물질의 안정성 및 사료나 물에서의 균질성이 보증되어야만 하며, 섭취량의 변동에 대한 조정 등 엄밀한 투여량의 제어가 필요하다. 이 방법을 이용한 경우에는 사료섭취량 또는 물 섭취량을 정기적으로 측정하여 시험물질의 투여량을 파악하는 것이 중요하다.

정맥 내 주사나 설하, 점안, 흡입, 척수강 내, 관절강 내 적용 등의 경로로 투여하는 시험물질인 경우에는 동물 종에 따라 장기 반복투여하는 것이 곤란한 경우가 많다. 이와 같은 경우 시험물질의 약물동태 등을 고려하고, 타당한 대체투여 경로에 따라 실시함과 동시에 그 타당성을 명확히 하는 것이 필요하다.

주사를 이용한 투여의 경우 피하주사 및 근육 내 주사 부위의 자극을 될 수 있는 한 줄이기 위해 주사 위치를 차례로 바꾸어 실시한다. 또한 비경구투여의 경우에는 투여액, 주사기구를 멸균하고 주사부위를 소독하는 등 감염을 방지하는 것이 필요하다.

(2) 투여기간
반복투여 독성시험에서 최소 투여기간은 시험물질의 임상사용 예상기간과 임상시험 단계에 따라 다르며 자세한 내용은 다음 표와 같다.

[표 1] 임상시험을 위한 반복투여독성시험의 최소 투여기간

임상시험기간 중 약물투여기간	최소 투여기간	
	설치류	비설치류
~2주	2주	2주
2주 ~ 6개월	임상시험 중 약물투여기간	임상시험 중 약물투여기간
> 6개월	6개월	만성*

* 비설치류에 있어서는 9개월의 반복투여독성시험을 고려한다.

[표 2] 허가신청을 위한 반복투여독성시험의 최소 투여기간

약물투여기간	최소 투여기간	
	설치류	비설치류
~2주	1개월	1개월
~1개월	3개월	3개월
~3개월	6개월	6개월
> 3개월	6개월	만성*
약물투여기간에 상관없이 특히 필요하다고 인정되는 경우**	6개월	만성*

* 비설치류에 있어서는 9개월의 반복투여독성시험을 고려한다.
** 시험물질이 고도의 체내축적성, 비가역적인 독성의 발현, 투여기간의 장기화에 의해 현저히 독성이 증가하는 특성을 가진 경우

여기에 사용된 약물투여기간은 의약품이 시판된 후에 환자에게 투여되는 평균적인 기간을 의미한다. 예를 들어, 항생제의 경우 경구제나 주사제는 일반적으로 2~3주간에 투여를 완료하고, 4주를 넘는 투여는 그다지 많지 않다. 이 같은 경우는 약물투여기간이 4주 이내라고 생각하면 좋다. 다만, 요로감염증(신수신염, 전립선염)에 선택적인 효력을 갖고, 그에 대한 전문약으로서 개발되는 것이 명확한 항생제의 경우에는 통상 4주에서 6개월 정도의 투여가 예측되기 때문에 설치류는 6개월의 반복투여 독성시험을 실시하여야 하며 비설치류는 만성의 반복투여독성시험이 고려될 수 있다. 간헐적으로 투여하는 경우, 투여간격이 1주 또는 1개월 등으로 길고 또한 그 독성이 가역적인 경우에는 단회투여를 의약품의 약물투여기간으로 보는 것이 타당하다고 사료된다. 그러나 그 경우에도 수차례에 완료하는 경우가 아니라 2년, 3년의 장기간에 걸쳐 투여하는 경우에는 장기 연속투여의 범주에 포함된다. 한편, 간헐적으로 투여하는 경우라도 약제의 체내 지속기간이 긴 경우 혈중농도나 효과가 지속되기 때문에 연속투여와 같은 개념으로 보는 것이 타당하다.

시험물질의 투여는 원칙적으로 1일 1회 주 7일로 한다. 시험물질은 체내 동태의 차이에 의해서도 변화가 초래되지만, 주 5일 또는 6일의 투여 시에는 투여의 중단에 의해 그때까지 시험물질에 의해 초래된 변화가 회복되고, 결과적으로 결과의 평가에 있어서 오류를 범할 가능성이 있기 때문이다.

(3) 용량단계
「의약품등의 독성시험기준」(식품의약품안전처 고시)에 따라 3개월 이상의 반복투여 독성시험(본시험)을 실시하는 경우에는 먼저 본시험의 용량설정 단계인 예비시험을 실시하여, 본시험에서 시험물질의 독성양상을 명확히 할 수 있는 용량을 설정하도록 할 필요가 있다.

본시험에서는 어떠한 독성변화가 인정되는 용량과 독성변화가 인정되지 않는 용량을 포함하여 용량반응관계가 보이도록 용량단계를 설정하는 것이 바람직하며, 예비시험의 결과를 충분히 고려하여 용량을 설정할 필요가 있다.

시험물질의 독성이 극히 약하고 최소독성용량을 구하는 것이 곤란한 경우, 투여량의 상한선은 기술적으로 투여할 수 있는 최대량으로 하는 것이 기본이다. 의약품의 경우 강제 경구 투여 시 최대 투여용량은 1,000~2,000 mg/kg이 일반적이다. 또한, 사료에 첨가해 투여하는 경우 최고농도는 영양을 고려해서 5% 이내로 첨가하는 것이 바람직하다.

일반적으로 실제의 시험 조건하에서는 시험물질만을 투여하는 경우는 없고, 부형제(vehicle) 등을 사용한다. 이러한 부형제가 시험의 결과에 영향을 미칠 수 있기 때문에 시험물질을 포함하지 않은 음성대조군을 설정한다. 그리고 비투여 대조군 및 양성대조군 등을 둠으로써 독성 평가 시 더 많은 정보를 얻는 경우가 있다.

다. 관찰 및 평가 항목
(1) 일반상태의 관찰

반복투여독성시험에서의 독성징후는 일반적으로 완만하기 때문에 매일 1회 이상 동물을 관찰하고 독성징후를 적극적으로 찾아내도록 노력하는 것이 중요하다.

동물의 폐사는 시험물질에 의한 폐사, 자연발생적인 폐사 또는 투여실수 등에 의한 사고사 등 여러 가지가 있지만, 어떤 경우든 폐사동물을 발견하면 가급적 빨리 부검하여 기록한다. 또한 빈사상태로 판단되는 동물은 가능하면 혈액 검사, 혈액생화학 검사를 위해 채혈을 한 후 부검하여 소견을 기록하고 조직학적 검사를 실시한다.

비설치류에서는 설치류에 비해 보다 많은 항목에 대해 관찰이 가능하다. 예를 들면 설치류에서는 발견해낼 수 없는 자극에 대한 반응 등에서 세밀한 변화의 관찰도 가능하다.

(2) 체중측정

체중의 변화는 성장의 지표뿐만 아니라 일반적인 건강 상태의 민감한 지표로서도 유용하게 쓰인다. 체중은 다른 검사에서 변화가 나타나지 않는 시기에 명확하게 변화를 나타내는 경우가 종종 있다. 따라서 시험물질 투여 시작 시점, 시험의 단계 및 체중증가의 추이에 따라 체중측정의 빈도를 정한다. 원칙적으로 체중은 투여 개시 전과 투여 개시 후 3개월까지는 적어도 매주 1회, 그 후에는 4주에 1회 이상 측정한다. 또한, 매일 시험물질을 투여할 경우에는 최근에 측정한 체중에 근거해 산출된 양을 투여한다.

(3) 사료섭취량

사료섭취량은 투여 개시 전과 투여 개시 후 3개월까지는 적어도 매주 1회, 그 후에는 4주에 1회 이상 측정한다. 다만, 시험물질을 사료에 혼합하여 투여할 경우 매주 1회 측정하며, 설치류의 경우 개별 또는 군별(사육상자)별로 측정한다. 사료섭취량을 측정함으로써 얻을 수 있는 사료효율(증가체중/사료섭취량) 또는 사료요구율(사료섭취량/증가체중)은 독성지표 뿐만 아니라 체중변동의 원인을 규명하는 데도 중요한 지표이다. 그러므로 체중측성과 동시에 사료섭취량을 측정한다.

또한, 시험물질을 사료에 혼합하여 주는 경우에는 시험물질의 섭취량이 가급적 정확히 산정될 수 있는 방법으로 측정하는 것이 필요하다. 이러한 목적을 위해 개별 사육 상자에 의한 사육이 필요한 경우도 있다. 다만, 비설치류에서 사료섭취 방식으로 인해 정확한 사료섭취량의 측정이 곤란한 경우에는 대략의 사료섭취 상황을 파악하는 방법을 써도 좋다.

(4) 물 섭취량

시험물질을 물에 섞어 투여하는 경우 또는 물 섭취량에 변화를 일으키거나 요량에 큰 변동을 주는 시험물질을 시험하는 경우에는 물 섭취량을 측정한다. 측정 횟수는 사료섭취량 측정방법에 준한다. 비설치류에서는 측정이 곤란하기 때문에 대략의 물 섭취량만이라도 파악하도록 노력해야 한다.

(5) 혈액검사

혈액검사는 많은 항목에 대해 빈번하게 조사하는 것이 이상적이지만 동물의 종류에 따라 제약이 있기 때문에 시험에 미치는 영향이 되도록 적다고 생각되는 방법으로 실시하게 된다. 즉, 설치류에서는 동일개체에서의 검사치 추이를 파악하는 것이 어려우므로 부검 시에 시행하고, 비설치류에서는 동일개체의 추이를 파악하는 것이 가능하므로 투여 개시 전과 부검 시에 실시한다. 비설치류에서 1개월을 넘는 시험(1개월 반복투여독성시험은 포함되지 않음)에서는 투여기간 중에도 최소 1회 채혈하여 검사하도록 한다. 혈액검사를 위해 혈액을 채취할 때 절식 상태, 마취여부, 채혈부위 등 여러 가지 조건이 측정치에 영향을 줄 수 있기 때문에 정확한 측정을 위해, 항상 동일조건에 의해 채혈하는 것이 중요하다. 한편, 빈사상태에서 도태시킨 경우에는 채혈조건이 달라서 측정치에 영향을 줄 수 있으나, 혈액검사에서 얻을 수 있는 정보가 상대적으로 많으므로, 가능하면 채혈하여 검사하는 것이 바람직하다.

혈액검사는 혈액학적 검사 및 혈액생화학적 검사 항목 중 가능한 한 많은 항목에 대하여 실시하고 검사항목은 다음과 같다. 다만 검사항목은 시험물질의 특성에 따라 적절한 항목을 선정하되, 국제적으로 널리 사용되는 항목과 검사방법을 고려하여 선정한다.

① 혈액학적 검사 : 적혈구수, 백혈구수, 혈소판수, 혈색소량, 헤마토크리트치, 백혈구 백분율, 혈액응고시간, 망상적혈구수 등
② 혈액생화학적 검사 : 혈청(혈장)단백질, 알부민, A/G ratio(Albumin/Globulin ratio), 혈당, 콜레스테롤, 트리글리세라이드, 총 빌리루빈, 요소질소, 크레아티닌, 트란스아미나제(AST : Aspartate transaminase, ALT : Alanine transaminase), 알칼리포스파타제(ALP : Alkaline phosphatase), 염소, 칼슘, 칼륨, 무기인 등
혈액응고시간 검사에는 PT(prothrombin time), aPTT(activated partial thromboplastin time) 등이 있다. 또한 면역독성에 대한 지표가 되는 혈액학적 검사로 절대 및 상대 백혈구 감별계수, 혈액생화학적 검사로 글로불린을 추가할 수 있다.

(6) 요검사
요(尿)량 및 요성분의 변화를 통해 신장, 요로 등 비뇨기계 뿐만 아니라 내분비계 등의 기능에 대한 추측이 가능하다. 요는 신장에서 농축되어 이상 성분의 배출역치가 일반적으로 낮기 때문에 요검사를 통하여 체액중의 정상성분의 증가 또는 이상 성분의 존재를 보다 예민하고 빠르게 검출하는 것이 가능하다고 여겨지고 있다. 다만, 동물에서는 신선한 요를 수시로 풍부하게 얻는 것이 어렵기 때문에 검사목적에 적합한 요의 채취방법에 대한 연구가 필요하다.

설치류는 각 군마다 일정수의 동물을 선정하여 투여기간 중 1회 이상, 비설치류는 각 군 전부에 대하여 투여 개시 전과 투여기간 중 1회 이상 뇨검사를 실시한다.

○ 요검사 항목 : 요량, pH, 비중, 단백, 당, 케톤체, 빌리루빈, 잠혈, 침사 등

(7) 안과학적 검사
설치류의 경우 투여기간 중 적어도 1회, 각 군마다 일정수의 동물을 선정하여 안과학적 검사를 실시하며, 비설치류의 경우 투여 전 및 투여 기간 중 적어도 1회 각 군 모두에 대하여 실시한다. 검사는 육안 및 안저 카메라로 실시한다.

(8) 기타 기능검사
시험물질과 유사한 약물이나 물질 등에서 이미 알려진 약리학적 특성을 고려하여 통상의 검사에서는 검출될 수 없는 기능변화에 대해 실시한다. 다만, 그 검사 자체가 동물에 부담이 되는 경우에는 검사를 위해 별도의 군을 준비하는 등의 고려가 필요하다. 필요에 따라 심전도, 시각, 청각, 신기능 등의 검사를 실시한다.

(9) 병리학적 검사

동물을 부검할 경우 조직 상해를 최소화하고 가능한 한 동물에게 고통을 주지 않는 방법을 선택한다.

(가) 육안적 관찰

동물의 부검은 우선 피부, 구강 및 눈 등의 외표를 조사한 후 박피하여 피하조직의 상태를 관찰한다. 그 후 복강, 흉강 및 두개강을 열고 내부기관 및 조직의 상태를 조사한다. 시험물질을 주사로 투여한 경우에는 그 부위를 검사하여야 한다. 적출한 기관 및 조직은 건조를 피하기 위해 신속하게 육안적 관찰 또는 중량 측정을 실시하고, 적절한 방법으로 고정한다.

육안적 관찰 시 기관 및 조직의 위치, 형태, 색조, 크기, 경도 등을 정확하게 기록함과 동시에 단면에 대해서도 검사한다. 색조는 적출 후의 취급 방법에 따라 변화가 많기 때문에 될 수 있는 한 적출 직후에 검사하는 것이 좋다.

(나) 장기중량 측정

실험결과에는 장기중량의 실측치(절대중량) 뿐만 아니라 체중비(상대중량)도 포함하여 장기중량 변화의 의미를 고려하여야 한다. 장기에 따라서 실측치가 적당한 지표가 되는 경우가 있고, 또한 체중비가 의미가 있는 경우도 있다.

생존 및 사망한 모든 동물의 장기무게를 측정한다. 원칙적으로 무게를 측정하여야 할 장기는 심장, 간장, 비장, 신장, 부신, 전립샘(선), 고환, 난소, 뇌 및 뇌하수체이고, 폐, 침샘(타액선), 가슴샘(흉선), 갑상샘(선), 정낭, 자궁에 대하여도 측정할 수 있다.

가슴샘(흉선)에 대한 검사는 원칙적으로 무게를 측정해야 할 장기에 포함되지 않았으나, 면역독성과 관련되므로 장기무게를 측정하는 것이 권장된다.

(다) 병리조직학적 검사

병리조직학적 검사는 독성발현의 기본이 되는 형태이상을 파악하고, 그에 따른 기능변화를 추측하기 위한 것이다. 정확한 관찰기록과 함께 사진자료 등을 확보하는 것이 중요하다. 또한, 병리조직학적 검사의 실시는 폐사한 경우와 시험 중 도태하는 경우 등 서로 다른 조건에서 이루어지므로 조건의 차이에 따라 고찰하는 것에 유의하여야 한다.

병리조직학적 검사는 검사의 전문성, 병리학적 진단의 정확도에 따라 병변에 대한 평가가 현저히 달라진다. 따라서 병리조직학적 검사는 동물시험에 충분한 경험이 있는 병리 전문가가 하여야 한다.

설치류는 고용량군 및 대조군에 대하여, 비설치류는 모든 시험동물군에 대하여 병리조직학적 검사를 실시한다. 다만, 설치류에서 육안소견 상 용량에 따른 변화가 인정되거나 고용량군에서 관찰소견 상 필요하다고 인정되는 경우 기타 용량군의 해당 장기·조직에 대하여 병리조직학적 검사를 실시하되, 육안소견 등의 판단에 의해 적절히 삭감 또는 추가할 수도 있다. 원칙적으로 병리조직학적 검사를 하여야 할 장기조직은 다음과 같다.

○ 피부, 젖샘(유선), 림프절, 침샘(타액선), 골 및 골수(흉골, 대퇴골), 가슴샘(흉선), 기관, 폐 및 기관지, 심장, 갑상샘(선) 및 부갑상샘(선), 혀, 식도, 위, 소장, 대장, 간장 및 담낭, 췌장, 비장, 신장, 부신, 방광, 정낭, 전립샘(선), 고환, 부고환, 난소, 자궁, 질, 뇌, 뇌하수체, 척수, 안구 및 그 부속기, 대동맥, 응고샘, 말초신경, 골격근, 기타 육안적 병변이 관찰된 장기·조직 등

고환과 난소에 대한 병리조직학적 검사 외에도 생식기능에 대한 평가로 성주기검사, 정자검사 등을 실시할 수 있다.

(10) 회복성 시험
반복투여독성시험에서 발현된 독성변화가 가역인지 비가역인지를 평가하는 것이 중요하기 때문에, 회복성 시험은 투여기간에 상관없이 모든 반복투여독성시험에서 실시하는 것이 바람직하다. 회복성을 관찰하기 위한 시험 기간은 변화의 가역성을 판정하기에 충분한 기간이어야 한다.

(11) 최소독성용량 및 최대무독성용량
최소독성용량(Lowest Observed Adverse Effect Level)이라 함은 시험물질을 시험동물에 투여하였을 때 독성이 나타나는 최소용량을 말한다. 최대무독성용량(No Observed Adverse Effect Level)이라 함은 시험물질을 시험동물에 투여하였을 때 독성이 나타나지 않는 최대용량을 말한다.

인체에 처음 투여하는 임상시험의 경우 비임상시험에서 결정된 최대무독성용량이 가장 중요한 정보를 제공한다. 또한, 동물시험에서 평가된 최대무독성용량에서의 약동학 정보(AUC, Cmax 등)는 사람에서의 최대 투여시 예상되는 약동학(AUC, Cmax)에 대한 안전역 정보를 제공할 수 있다.

제3장

생식·발생독성시험

제 3 장 생식·발생독성시험
(Reproductive and Developmental Toxicity study)

1. 개요

생식·발생독성시험이란 시험물질이 포유류의 생식·발생에 미치는 영향을 규명하는 시험을 말한다. 시험결과는 생식·발생에 대한 의약품 등의 안전성 평가에 이용된다. 생식·발생에 미치는 영향으로는 생식세포의 형성 장애, 수태저해, 임신유지, 분만, 포육 등에 대한 영향, 차세대의 발육 지연 및 기형 발생 등에 대한 영향, 출생 후 성장과 발달, 생식능에 대한 영향 등이 있다. 「의약품등의 독성시험기준」(식품의약품안전처 고시)의 생식·발생독성시험에서는 포유동물을 이용하여 의약품 등의 생식·발생에 대한 영향을 일차적으로 검색하는 시험법(기본시험)을 제시하고 있다. 따라서 어떠한 영향이 인정되는 경우 그 영향의 본질 및 발생기전의 규명 등 사람에게 적용하기 위해 필요한 추가 시험을 계획하는 것이 중요하다.

「의약품등의 독성시험기준」(식품의약품안전처 고시)의 생식·발생독성시험에서는 표준시험법, 단일시험법 그리고 조합시험법을 제시하고 있다. 각 시험법의 주요 내용은 다음과 같다.

① 표준시험법 : 생식·발생독성시험의 기본이 되는 시험법으로서 "수태능 및 초기배 발생시험(SegmentⅠ)", "배·태자 발생시험(SegmentⅡ)", "출생 전·후 발생 및 모체기능시험(SegmentⅢ)" 으로 세분화 한다.
② 단일시험법 : 표준시험법 중 "수태능 및 초기배 발생시험법"과 "출생 전·후 발생 및 모체기능시험"의 투여기간을 하나로 통합하는 시험법이다.
③ 조합시험법 : 두 가지 종류로 구분할 수 있는데 첫 번째는 "수태능 및 초기배 발생시험"과 "배·태자 발생시험"을 포함한 "출생 전·후 발생 및 모체기능시험"으로 조합하는 시험법이다. 두 번째는 "수태능 및 초기배 발생시험"의 투여를 경구개 폐쇄까지 계속하여 "배·태자 발생시험"을 포함하고 별도의 "출생 전·후 발생 및 모체기능시험"을 조합하는 시험법이다.

2. 시험방법

가. 시험 전 고려사항

(1) 일반사항

동물을 대상으로 생식·발생의 특정 단계에 시험물질을 투여하는 시험법은 사람에 대한 노출을 잘 반영하고 생식·발생 단계별 위험성을 명확하게 식별할 수 있어야 한다. 이러한 접근은 대부분의 의약품 등에서 유용하나, 저용량으로 장기간 투여하는 의약품에 있어서는 1세대 또는 2세대 시험법이 더 유용한 경우도 있다. 실제 시험계획의 결정에는 다음 요인을 고려하여야 한다.

○ 생식과 관련되어 사용이 예상되는 의약품
○ 사람에게 적용이 예상되는 경로와 제형
○ 기존의 독성 자료, 약물동력학적, 약물동태학적, 구조나 활성에 있어서 다른 물질과의 유사성

(2) 시험 단계

생식·발생독성시험은 시험실시 및 결과의 해석 시에 모든 약리, 독성 자료를 사람에 대한 생식·발생의 위험성과 연관시켜 비교·검토하여야 한다. 시험을 선택 또는 조합하는 경우, 성숙 동물 및 수정에서부터 성적 성숙에 이르는 발생의 전 과정에 걸쳐 약물이 노출되어야 한다. 이 경우 노출에 의해 즉시 또는 나중에 나타나는 영향을 검출하기 위해서는 하나의 완전한 생명주기 동안 즉, 한 세대의 수정에서부터 다음 세대의 수정까지 지속적으로 관찰하여야 한다.

① 교배 전에서 수정까지(성숙한 암·수 동물의 생식능, 배우자(gamete; 정자 또는 난자)의 발생 및 성숙, 교미행동, 수정)
② 수정에서 착상까지(성숙한 암컷동물의 생식기능, 착상 전 발생, 착상)
③ 착상에서 경구개가 닫히는 시기까지(성숙한 암컷동물의 생식기능, 배·태자 발생, 주요기관의 형성)
④ 경구개가 닫히는 시기에서 임신종료까지(성숙한 암컷동물의 생식기능, 태자의 발생과 성장, 기관 발생과 발달)
⑤ 출생에서 이유까지(성숙한 암컷동물의 생식기능, 차산자의 출생 후 생활에 대한 적응, 이유 전 발달과 성장)
⑥ 이유에서 성적 성숙까지(이유 후 발달과 성장, 독립적인 생활 적응, 완전한 성기능의 확립)

교미가 밤사이에 이루어졌더라도 질도말 검사에서 정자가 확인되거나 질전이 확인된 날을 임신 0일로 한다. 착상 시기와 경구개가 폐쇄되는 시기는 동물 종에 따라 다르므로

해당 종에 맞는 날짜를 적용하고 보고서에 반드시 명시하여야 한다. 또한 투여기간에 공백이 없도록 다른 시험에서도 시기를 일치시켜야 한다. 일련의 시험에서 각 시험의 투여기간은 적어도 하루정도 중복이 되도록 기간을 설정하는 것이 바람직하다. 교미일은 태자 및 차산자에 관한 수치에 영향을 주기 때문에 정확성을 기해야 한다. 차산자에 대해서도 비슷한 방법으로, 특별한 언급이 없는 한 차산자가 태어난 날을 출산 후 또는 수유 0일로 산정한다. 그리고 분만이 지연되거나 분만시간이 연장될 경우 교미일의 산정을 재검토하는 것이 좋다.

(3) 시험 선택

정도의 차이는 있으나 모든 기본시험(기준에 근거한 시험)은 그 특성상 집약된 최종 반응결과를 나타낸다. 즉 어느 하나의 지표에서 보인 영향에는 몇 개의 다른 원인이 있을 수 있다. 예로서 출생 시 한배 새끼 수 감소의 원인은 배란율(황체수) 감소, 착상 전 흡수의 증가, 착상 후 흡수의 증가 또는 출생 직후의 사망증가가 원인일 수 있다. 또한 출생 직후의 사망은 초기에 유발된 기형에 기인할 수 있으며, 이러한 기형은 그 후에 따르는 이차적인 변화에 의해 관찰하기 어렵다. 특히 대조군에서 낮은 빈도로 발생하는 자연발생적 영향은 약물 투여에 의한 것과 자연적으로 발생하는 것을 구별하여야 하며 다른 종류의 영향과 연관성을 고려하여 판단한다. 독성물질은 보통 한 가지 이상의 영향을 용량의존적으로 유발한다. 예를 들면, 태자사망의 증가와 형태적 변화의 발생률 증가는 기형 유발과 거의 일정하게 연관이 있다. 어떤 지표에 대한 영향이 밝혀지면, 그와 연관된 항목에 대하여 추가시험을 고려하여야 한다. 즉, 그 물질의 독성의 본질, 범위 및 기원의 특성을 명확히 하여야 한다. 그러한 특성에는 사람의 위해 평가를 용이하게 하기 위해서 용량반응관계가 포함되어야 한다. 이것은 일차시험에서 투여에 의한 변화와 자연발생적 변화를 구별하기 위해 용량의존성 여부를 조사하는 것과는 다르다.

선택된 시험의 조합에 있어서는 논리적 근거를 제시하고 투여용량 설정사유도 설명하여야 한다. 최신의 기술수준에 맞추어 시험을 계획하고, 화학구조 또는 약효가 유사한 물질의 생식·발생에 미치는 영향에 관한 정보를 고려하여야 한다. 실험동물의 고통을 줄이고, 시험목적을 이루기 위하여 필요한 최소한의 동물을 사용하여야 한다.

생식·발생독성시험을 계획하고 시작할 때, 보통 단회투여독성 및 1개월 이상 반복투여독성시험에서 얻은 정보를 이용할 수 있다. 이러한 정보로부터 생식·발생독성시험의 시험물질 투여량을 설정하는 것이 가능하다. 예비시험을 충분히 실시한 경우 그 결과는 본시험 용량설정에 대한 과학적 근거의 일부가 된다. 이로써 동물의 불필요한 사용을 피할 수 있게 된다. 예비시험을 한 경우에 전반적인 시험평가에서 그 결과를 고려하고 고찰하여야 한다.

(4) 실험동물 선택기준

　실험동물은 건강상태, 수태능, 생식능, 발생이상의 빈도, 배·태자 사망에 대하여 잘 알려져 있고 균질한 동물을 선택하여야 한다. 시험 시작 시기의 연령, 체중, 출산력 등이 거의 같은 동물을 사용하여야 한다. 교배에는 젊고 성숙한 동물을 사용하고 암컷은 미교배 동물을 사용하는 것이 바람직하다.

(5) 동물 종과 수

　반드시 포유동물을 사용하여야 한다. 배·태자 발생시험에 한하여 두 종류의 포유동물이 사용되는데, 비설치류로서는 토끼를 많이 사용한다. 다만, 토끼가 부적절한 경우 다른 비설치류 또는 다른 설치류를 사용하여도 좋으나 상황에 따라 판단하여야 한다. 생식·발생독성시험을 위한 동물 종과 계통을 선택하는데 있어서 적절한 동물모델 선정에 주의를 기울여야 한다. 다른 독성시험에서 사용한 동물과 같은 종 및 계통을 선택할 경우, 부가적인 예비시험을 실시하는 것을 피할 수도 있다. 만약 선택된 동물 종이 사람에 대한 모델로서 적절하다는 것이 독성동태자료나 약리 및 독성 자료에 의해 밝혀질 수 있다면 단일 종의 시험만으로도 충분하다. 제2의 동물 종을 사용하더라도 사람과 유사성을 나타내지 않는다면 그 동물 종을 사용하는 의미가 거의 없다. 시험물질, 시험계획, 그리고 결과의 해석과 연관지어서 동물 종 또는 계통의 장·단점을 고려해야 한다.

　모든 동물 종에는 나름대로 장점이 있다. 랫드, 그 다음으로 마우스가 일반적인 목적에 좋은 모델이다. 토끼는 배·태자발생시험을 제외한 다른 생식·발생독성시험에서나 반복투여독성시험에서 "비설치류"로서는 경시되어 온 경향이 있으나 수태능시험 특히 수컷의 생식능시험에는 유용한 모델동물로서의 특성을 갖고 있다. 토끼나 개(반복투여독성시험에서 제2의 동물 종으로 자주 사용됨)는 모두 고통을 주는 기술(전기자극 사정)을 사용하지 않고도 정액 시료를 쉽게 얻을 수 있다. 같은 개체에서 시간에 따른 정액분석이 가능하다. 그 외 대부분의 다른 종은 일반적 목적의 모델동물로서는 좋지 않으나 매우 특수한 목적의 시험에는 유용할 수 있다. 모든 동물 종은 생식·발생독성시험을 수행할 시 다음과 같은 단점을 갖고 있다.

[표 3] 생식·발생독성시험에 사용되는 실험동물의 특징 및 단점

동물 종	특징 및 단점
랫드	성호르몬에 대해 민감하다. 프로락틴이 임신성립과 초기 임신유지에 주요한 호르몬이기 때문에 프로락틴 분비에 영향을 주는 도파민 작용약에 대하여는 부적절하다. 임신말기에 비스테로이드성 항염증제에 대해 감수성이 높다.
마우스	대사속도가 빠르다. 스트레스에 대하여 감수성이 높다. 태자기형이 무리지어 일어나는 것이(모든 종에서 일어나지만) 특징이다. 태자의 크기가 작다.
토끼	독성동태시험이나 독성시험의 자료가 충분하지 않은 경우가 많다. 일부 항생물질과 소화관 장애에 대한 감수성이 높다. 일반증상의 해석이 쉽지 않다.
기니픽	독성동태시험이나 독성시험의 자료가 충분하지 않은 경우가 많다. 일부 항생물질과 소화관 장애에 대한 감수성이 높다. 임신기간이 길다. 배경자료가 충분치 않다.
집돼지 또는 미니 돼지	배경자료의 변동이 크고 기형발현율이 높다. 다량의 시험물질이 필요하다. 사육설비의 규모가 크다. 배경자료가 충분치 않다.
페럿	적절한 관리시스템이 없으면 계절번식을 한다(번식 성공률이 사람과의 유대관계에 영향을 많이 받는다). 배경자료가 충분치 않다.
햄스터	정맥내 투여가 불가능하지는 않으나 매우 어렵다. 투여한 약물을 볼주머니에 저장할 가능성이 있다. 성질이 공격적이고 소화관 장애에 대한 감수성이 높다. 많은 약물에 대하여 민감한 최기형 유발 반응을 보인다. 태자의 크기가 작다.
개	계절번식을 한다. 근친교배에 의한 폐해가 나타나기 쉽다. 배경자료가 불충분하다.
영장류	다른 동물 종과 마찬가지로 사람과 독성동태자료가 다를 수 있다. 배경자료가 불충분하다. 종종 위해성을 검출하기에 충분한 수의 동물사용이 쉽지 않다. 독성의 유무를 확인하는 것을 목적으로 하는 시험보다는 생식·발생독성이 알려진 물질의 특성을 검사하는 목적의 시험에 적합하다.

(6) 다른 시험계

다른 시험계로는 시험관내(*in vitro*) 또는 생체내(*in vivo*)에서 분리된 포유류 또는 비포유류의 세포, 조직, 기관, 또는 개체의 배양계가 고려된다. 그러나 이들 시험계는 동물시험과 조합하여 화학구조 또는 약효가 유사한 물질 중에서 의약품으로서의 우선순위를 선택하기 위한 시험 또는 작용기전을 규명하기 위한 추가 시험으로 활용된다. 생식·발생독성시험에서는 일반사항에서 언급한 목적을 달성하기 위하여 현재까지 사용되고 있는 전동물(whole animal)을 대체할 수 있는 시험계는 없다.

전동물(whole animal) 이외의 다른 시험계를 사용하는 것은 예비시험(예비검색 또는 우선순위 결정시험)과 추가시험에 이용되고 있다. 화학구조 또는 약효가 유사한 화학물질을 예비적으로 검색하기 위해서는 적어도 한 물질 이상에 대한 동물시험 결과를 아는 것이 필수적이다(추정에 의하여 효과가 예측됨). 이러한 방법으로 다음 단계의 시험을 위한 시험물질을 선택할 수 있다. 추가시험 또는 물질의 특성을 알아보기 위해서는 전동물시험이 아닌 다른 시험계를 이용하여 상세한 발생과정에 대한 연구가 가능하다. 예를 들면, 독성의 기전연구, 농도-반응 관계의 확인, 감수성이 높은 시기의 선택, 또는 특정 대사체의 영향을 검출하는 것 등이다.

(7) 투여용량

얻을 수 있는 모든 시험 자료(약리시험, 단회투여 및 반복투여 독성시험, 독성동태시험)를 참고하여 고용량을 설정해야 한다. 2주 내지 4주간의 반복투여독성시험과 표준시험법의 생식·발생독성시험의 투여기간은 매우 유사하다. 반복투여독성시험과 비슷한 용량을 생식·발생독성시험에서 사용함으로써 전신성 일반독성과 관련지어 수태능에 대한 영향의 해석이 가능하다. 고용량 투여군 모체에서 어느 정도의 약한 독성이 유발되는 것이 바람직하다. 충분한 정보가 없을 때에는 예비시험을 하도록 한다. 시험물질의 종류에 따라 반복투여 독성시험이나 생식·발생독성의 예비시험으로부터 고용량을 설정하는 경우, 그 규정 요소는 다음과 같다.

○ 체중증가의 억제
○ 체중증가의 항진, 특히 항상성 기전의 변화와 관련되는 경우
○ 특이적 표적장기 독성
○ 혈액학적 검사, 혈액생화학적 검사
○ 과도한 약리반응[뚜렷한 임상반응(예: 진정, 경련)을 수반하거나 수반하지 않는 것도 있다]
○ 투여경로와 관련이 있는 시험물질 또는 조제물의 물리화학적 성상에 의하여 실제 투여 가능한 용량은 한계가 있다. 보통 1,000 mg/kg/day가 적당한 한계용량이다.
○ 독성동태시험은 저독성 시험물질의 최고용량을 결정하는데 유용하다. 그러나 투여량을 증가시켜도 혈장 중 또는 조직 내 약물농도가 증가하지 않을 때에는 용량을 증가시키는 것이 의미가 없다.
○ 예비시험에서 배·태자 기형, 사망률 등 독성의 현저한 증가

고용량이 결정되면 단계적으로 저용량을 결정하고 용량 간격은 독성동태시험과 그 외의 독성에 근거하여 설정한다. 무해용량을 설정하도록 하고 용량반응관계를 밝힐 수 있도록 충분히 좁은 용량 간격을 설정하는 것이 필요하다. 생식·발생독성시험에서 발생 이상이 많은 경우 자연발생적인 것인지 투약에 의한 영향인지를 구별하기가 어려우므로, 용량의존성 여부가 투약에 의한 영향 가능성을 결정하는 중요한 수단이 된다. 생식·발생 독성시험에서는 용량-반응 곡선의 기울기가 급경사를 이루므로, 용량 사이 간격이 넓은 것은 권장되지 않는다. 하나의 시험에서 관찰된 영향에 대해 용량-반응관계를 분석하고자 하는 경우, 최소한 세 용량 이상의 용량군과 적절한 대조군을 사용하는 것이 권장된다. 용량-반응관계가 의심스러우면 용량간격이 너무 차이가 나지 않게 네 번째 용량군을 추가하여야 한다. 이러한 계획으로 생식·발생독성에 대한 최대무독성용량을 찾아내야 한다. 최대무독성용량을 구하지 못한 경우에는 보다 상세한 연구와 추가시험을 하여야 한다.

(8) 투여경로 및 빈도

일반적으로 투여경로는 사람의 투여경로와 동일하여야 한다. 다른 투여경로도 사람의 투여경로와 같은 독성동태 양상을 나타내는 경우에는 해당 투여경로를 단일투여경로로 받아들일 수 있다. 어떠한 투여경로가 시험물질이 신체에 충분히 노출되는 것을 혈중 농도-시간반응곡선하면적(AUC) 등으로 보여줄 수 있다면 이보다 신체에 적게 노출되는 경로 혹은 현실적으로 어려운 경로(예: 흡입)로 시험할 필요는 없다. 새로운 투여경로를 적용하는 시험을 계획하기 전에 기존의 독성동태자료를 이용하여 그 시험의 필요성을 검토하여야 한다. 보통 1일 1회 투여하지만 독성동태 변수를 고려하여 투여 횟수를 조절하는 것이 고려된다.

(9) 대조군

대조군 동물은 시험물질 투여군 동물과 같은 방법으로 용매만을 투여하는 것이 권장된다. 용매에 의한 영향의 가능성이 있거나, 용매가 시험물질의 작용에 영향을 미칠 가능성이 있는 경우에는 비투여 대조군의 설정을 고려하여야 한다.

(10) 시험계획 수립

시험계획을 수립할 때는 시험물질과 화학구조 또는 약효가 유사한 물질에 대해 얻은 약리, 독성동태, 독성 자료를 고려하여 가장 적절한 시험계획 및 실시방법을 결정하여야 한다. 대부분의 의약품에 대해서는 일반적으로 표준시험법이 적절하다.

그 외의 시험계획, 시험의 조합 및 시험방법도 상황에 따라서는 표준시험법과 동등 이상으로 유용할 수 있다. 중요한 점은 전체적으로 생식·발생과정의 모든 단계에 걸쳐 직접 또는 간접적인 평가가 이루어져야 한다. 또한, 선택한 시험방법의 타당성에 대하여 기술하여야 한다.

나. 시험방법 및 평가항목

(1) 표준시험법(The most probable option)

수태능 및 초기배 발생시험, 출생 전·후 발생 및 모체기능시험, 배·태자 발생시험의 조합을 고려할 수 있다.

(가) 수태능 및 초기배 발생시험

암·수 동물에 대하여 교배 전부터 교미, 착상까지 시험물질을 투여하여 나타나는 독성 및 장애를 검사한다. 암컷에서는 성주기, 수정, 난관 내 이동, 착상 및 초기 배자 발생에 미치는 영향을 검사한다. 수컷에서는 생식기관에 대해 병리조직검사에서 검출되지 않는 기능적인 영향(예: 성적 충동, 부고환내 정자성숙, 정자운동성, 수태능 등)과 수컷 생식기관에 대한 영향(예: 정소 조직, 정자 형태이상 등)을 검사한다.

○ 평가항목
  - 생식세포의 성숙
  - 교미행동
  - 수정
  - 배자의 착상 전 단계
  - 착상
○ 동물 : 최소한 1종 이상, 랫드가 권장된다.
○ 사용 동물 수 : 군당 암·수 동물 수는 의미있는 자료의 해석이 가능한 충분한 수로 한다. 필요한 동물 수는 그 군에서 영향이 나타날 것으로 예상되는지의 여부에 따라 결정하여야 한다. 기형, 유산, 총 태자의 손실 등을 제외한 경우에는, 설치류와 토끼에서 16 내지 20 한배(litters)에 대한 평가로 연구간 결과에 일관성을 얻을 수 있다. 각 군당 16 한배 이하에서는 연구간 결과에 일관성이 없으며, 군당 20 내지 24 한배 이상에서도 일관성과 정확성이 크게 높아지지는 않는다. 이러한 동물 수는 평가와 관계가 된다. 만약 다른 평가를 위해 투여군을 나누어야 하는 경우에는 시험시작 시점에서 동물수가 추가되어야 한다. 마찬가지로 2세대 번식시험에서도 F1 세대의 최종평가에 16내지 20 한배가 필요하다. 자연감소가 있으므로 시험을 시작할 때의 F0 세대의 수가 더 커야 한다.
○ 투여기간 : 적어도 4주간 이상의 반복투여독성시험에서 영향이 없으면 교배 전 투여기간을 암컷 2주, 수컷 4주로 설정할 수 있다. 정자형성에 미치는 영향에 관한 시험에서는 독성시험에서 얻은 자료(병리조직소견, 생식기관의 무게, 어떤 경우에는 호르몬 측정 자료 및 유전독성 자료)가 유효하게 이용될 수 있다.

수컷의 교배 전 투여기간의 단축은 정자형성 과정에 대한 기초적 연구자료의 축적과 재평가에 근거한 것이다. 즉, 수컷의 생식에만 선택적으로 영향을 주는 약물은 드물고 정자형성에 영향을 주는 화학물질은 대부분 감수분열 이후의 과정에 영향을 미쳐 고환의 무게에 영향을 미친다. 투여기간은 교배기간을 포함하여 수컷은 부검 시까지, 암컷은 적어도 착상까지는 계속 투여하여야 한다.

○ 교배 : 암·수 교배비는 1:1이 권장되며 차세대의 모체 및 부체를 식별할 수 있어야 한다. 그 이유는 임신성공률이 높고 분석오류를 피할 수 있으며 결과 해석이 가능하기 때문이다.
○ 최종부검 : 암컷동물은 임신중반 이후 적당한 시기에 부검한다. 일반적으로 임신 13일 내지 15일에 부검하는 것이 수태능 또는 생식기능의 영향평가(예: 착상자리와 배자의 흡수자리 구분)에 적당하다. 일반적으로 수태능 시험에서 후기 배자 손실, 태자 사망과 형태적 이상에 대한 정보를 얻고자 임신 20/21일에 부검하는 것은 필요하지 않다. 수컷은 교미 후 적당한 시기에 부검할 수 있으나 임신성립을 확인한

후에 부검하는 것이 좋다. 수컷 부검을 연기하여도 임신여부가 모호할 때에는 불임의 원인을 확인하기 위해 비투여 암컷과 교배시킬 수 있다.
○ 관찰
- 시험 중(모체동물)
  · 일반증상 및 사망여부 : 최소한 1일 1회
  · 체중 : 최소한 주 2회 측정한다. 그러나 투여기간 중 임신 암컷의 체중을 매일 측정하여 유용한 정보를 얻을 수 있다. 의약품에 대하여는 임신을 제외한 기간(교배 전, 교배기간, 수유기간)에도 주 2회 이상 체중을 측정하는 것이 바람직하다.
  · 사료섭취량 : 최소한 주 1회(교배기간은 제외)
  · 시험물질이 교미 혹은 교미 전 기간에 미치는 영향 유무를 검사하기 위하여 최소한 교배기간 중에는 매일 질점막상피의 상태를 검사 기록한다.
  · 다른 독성시험에서 관찰 의의가 인정된 항목
- 최종 검사 시
  · 모든 성숙 동물의 부검 소견(육안적 관찰)
  · 육안적 변화가 인정된 조직·기관을 보존하고 필요시 병리조직 검사를 한다. 비교 검토를 위해 대조군의 동일 장기를 충분하게 보존한다.
  · 경우에 따라 조직검사를 위하여 모든 동물의 고환, 부고환, 난소, 자궁을 보존하고 병리조직검사를 실시한다.
  · 황체 수, 착상자리의 수를 확인하고, 임신이 의심되는 랫드 또는 마우스(토끼는 제외)의 자궁을 황화암모늄으로 염색하여 착상 후 초기 배자사망을 확인한다.
  · 생존 배(태)자 수, 사망 배(태)자 수

정자검사는 수컷에 대한 영향을 확인하고 보다 상세하게 그 영향을 특징짓기 위하여 이용 가능한 검사이다. 암컷과의 교배는 정자형성에 미치는 영향을 검출하는데 감도가 낮은 방법이다. 고환의 병리조직검사는 정자형성에 미치는 영향을 검출하는 가장 감도가 높은 방법이다. 수컷 생식기관의 적절한 병리조직검사(예: 부잉액에 고정, 파라핀 포매, 고환의 2~4 ㎛ 횡단절편, 부고환 종단절편, PAS 및 헤마톡실린 염색)는 정자형성에 미치는 영향을 검출하기 위한 직접적인 검사방법이다. 정자검사(정자수, 정자운동성, 정자형태)는 다른 방법에 의해 얻은 정보를 확인하고 다시 한 번 영향을 특징짓기 위하여 이용 가능한 검사이다. 정자검사는 고환보다 정관 또는 부고환 미부에서 채취한 검체를 사용하는 것이 적절하다.

(나) 출생 전·후 발생 및 모체기능시험
암컷에 착상부터 이유까지 시험물질을 노출시켜 임신/수유기의 암컷, 수태산물 및 차산자의 발생에 미치는 독성을 평가한다. 이 시험기간 동안에 유발된 영향은 뒤늦게 발현할 수 있기 때문에 차산자의 성 성숙기까지 관찰이 계속되어야 한다.

이 기준은 이유기에서 성 성숙기에 이르기까지의 전 과정에 걸쳐 시험물질을 노출시키지 못한다. 따라서 어린이와 청소년에게 사용될 수 있는 의약품등의 유해작용을 검출하기 위해서는 특정 일령의 발육기 동물에게 직접 투여하는 특수시험(사례별로 시험계획을 세우는 것)이 고려되어야 한다.

만일 출생 전·후 발생 및 모체기능시험을 배자발생기간에 노출하는 시험과 태자기간, 출산 및 수유기간에 노출하는 두 가지 시험으로 분리한다면 두 시험 모두에서 각각 차산자의 출생 후 평가가 요구된다.

○ 평가항목
  - 비임신 암컷동물과 비교할 때 독성의 증가
  - 출생 전·후의 배자·태자·차산자의 사망
  - 성장 및 발달의 변화
  - 행동, 성숙(성 성숙)및 생식기를 포함한 차산자의 기능장애
○ 동물 : 최소한 1종 이상, 랫드가 권장된다.
○ 동물 수 : 군당 암·수 동물 수는 의미있는 자료의 해석이 가능한 충분한 수로 한다. 기타 내용은 수태능 및 초기배 발생시험 내용과 같다.
○ 투여기간 : 착상부터 이유기까지로 한다.
○ 시험방법 : 암컷을 모두 분만시켜 차산자를 포유하도록 한다. 이유 시에 모체당 새끼 암·수 각 1마리씩을 선택하여(선택기준을 기재할 것) 성 성숙기까지 사육한 후, 생식능을 평가하기 위해 교배시킨다. 생식능 평가를 위한 차산자 개체를 이용하여 행동 및 다른 기능시험을 실시할 수 있다. 이 경우 각 개체 간에 다른 평가항목에서 나타난 결과와의 연관성을 서로 참고할 수 있다. 그러나 실험실에 따라 행동평가와 생식기능평가에 다른 쌍의 동물을 이용하는 경우도 있다. 어떤 방법이 적합한지는 적용되는 시험조합과 이용할 수 있는 설비 등에 따라 다르다.
○ 관찰
  - 시험 중(모체동물)
    · 일반증상 및 사망여부 : 최소한 1일 1회
    · 체중 : 최소한 주 2회 측정하며 기타 내용은 수태능 및 초기배 발생시험과 같다.
    · 사료섭취량 : 시험기간 중 최소한 주 1회
    · 다른 독성시험 결과에서 관찰 의의가 인정되는 항목
    · 임신기간
    · 분만
  - 최종 검사 시
    · 모든 성숙 동물의 부검 소견(육안관찰)
    · 육안적 변화가 인정되는 조직·기관은 보존하고 필요에 따라 병리조직 검사를 한다. 비교검토를 위하여 충분한 수의 대조군의 동일 장기를 보존한다.

- 착상을 확인하고, 임신이 의심되는 랫드 또는 마우스(토끼는 제외)의 자궁을 황화암모늄으로 염색하여 착상 후 초기 배자사망을 확인한다.
- 형태이상
- 차산자
- 사산자
- 출생 시 체중
- 이유 전, 이유 후의 생존율, 성장/체중, 성숙 및 수태능
- 신체적 발달
- 감각기능 및 반사
- 행동

차산자의 성장 및 체중은 한배새끼 수 조정에 영향을 받을 수 있다. 따라서 생식·발생 독성시험에서는 한배 새끼수의 조정여부를 설명하여야 한다.

신체적 발달의 가장 중요한 지표는 체중이다. 개안, 이개개전, 피모발달, 절치맹출 등 이유 전 발달지표는 차산자의 체중과 상관성이 높다. 최소한 임신기간이 유의적인 차이를 보이는 경우에는 체중은 출생 후 시간보다도 임신기간에 관련된다. 정향반사, 청각반사, 공중낙하 정향반사 및 동공 반사 등도 마찬가지로 신체발달에 관련된다. 이유 후 발달 지표로서 권장되는 항목은 질개구(암컷)와 귀두와 포피의 분리(수컷)가 있다. 수컷의 귀두와 포피의 분리는 테스토스테론의 증가와 관련이 있고 정소하강과는 관련이 없다. 이러한 지표들은 성 성숙이 시작되었음을 보여주며, 대조군과 차이가 있는 것인지 또는 일반적 성장과 관련이 있는 것인지를 명확히 하기 위해 성 성숙기간의 체중을 기록하는 것이 권장된다.

현재까지 기능검사는 거의 행동검사에 방향이 맞추어져 왔으나, 규정되어 있는 특정한 시험방법은 없다.

(다) 배·태자 발생시험
착상부터 경구개가 폐쇄되는 시기까지 암컷에 시험물질을 투여하여 임신동물 및 배·태자의 발생에 미치는 영향을 검사한다.

○ 평가항목
 - 비임신 암컷동물과 비교할 때 독성의 증가
 - 배·태자의 사망
 - 성장의 변화
 - 형태학적인 변화

○ 동물 : 보통 두 종을 사용한다. 한 종은 설치류로 랫드가 바람직하다. 다른 한종은 비설치류로 토끼가 바람직하다. 한 종만 사용할 경우에는 그에 대한 타당성을 설명하여야 한다.
○ 동물 수 : 군당 암·수 동물 수는 의미있는 자료의 해석이 가능한 충분한 수로 한다. 기타 내용은 수태능 및 초기배 발생시험과 같다.
○ 투여기간 : 착상부터 경구개의 폐쇄시기까지 투여한다.
○ 시험방법 : 분만 하루 전에 임킷을 모두 부검한다. 모든 태자의 생사와 이상 유무를 검사한다. 다른 관찰 결과와의 관련성을 평가하기 위하여, 태자는 개체식별이 되어야 한다. 그리고 태자의 이상형태를 검출하기 위하여 한 개체에 대한 여러 다른 검사(예를 들어, 체중, 외부검사, 내부장기 및 골격 검사)의 결과를 모두 관련지을 수 있어야 한다. 대조군 및 고용량군의 내부장기 및 골격검사에서 의미 있는 차이가 관찰되지 않을 경우 중용량 및 저용량군 태자의 관찰이 필요하지 않을 수도 있다. 그러나 향후 검사 가능성에 대비해 표본을 고정하여 보관하는 것이 바람직하다. 고정하지 않은 표본을 미세절개방법으로 관찰한 경우, 고정된 태자표본과 비교하는 것은 곤란하다. 내부장기 또는 골격 검사를 위하여 별도로 태자를 분류하는 경우 한배새끼의 약 50%태자를 골격 검사에 사용한다. 내부장기 검사는 검사방법에 상관없이 최소한 50%의 태자를 검사한다.
내부장기 검사를 위해서 미세절개방법(신선한 표본을 대상으로 현미경을 이용하는 해부방법)을 사용하는 경우(토끼를 이용하는 시험에 해당)에는 모든 태자에 대하여 내부장기와 골격의 이상을 검사하여야 한다.
○ 관찰
  - 시험중(모체동물)
    · 일반증상 및 사망여부 : 최소한 1일 1회
    · 체중 : 최소한 주 2회 측정하며 기타 내용은 수태능 및 초기배 발생시험과 같다.
    · 사료섭취량 : 최소한 주 1회
    · 다른 독성시험 결과에서 관찰 의의가 인정되는 항목
  - 최종 검사시
    · 모든 성숙동물의 부검 소견(육안적 관찰)
    · 육안적 변화가 인정되는 장기는 보존하고 필요에 따라 병리조직 검사를 한다. 비교검토를 위하여 충분한 수의 대조군의 동일 장기를 보존한다.
    · 황체 수, 생존 태자 수 및 사망 배·태자 수를 확인하고, 임신이 의심되는 랫드 또는 마우스(토끼는 제외)의 자궁을 황화암모늄으로 염색하여 착상 후 초기 배자 사망을 확인한다.
    · 태자의 개체 체중
    · 태자의 이상(상기에서 설명한 태자의 외부검사, 내부장기 및 골격 검사를 말한다)
    · 태반의 육안적 관찰

(2) 단일시험법(Single study design)

설치류에서 수태능 및 초기배 발생시험과 출생 전·후 발생 및 모체기능시험의 투여기간을 하나로 통합하면 생식·발생과정의 전단계의 평가를 포함하게 된다. 이 시험에서 태자검사를 실시하고 충분히 높은 용량에서도 명백히 음성이 나타나는 경우에 한하여 더 이상의 생식·발생독성시험은 요구되지 않는다. 비설치류 동물의 배·태자 발생시험은 필요하다.

태자의 형태이상 검사로서 배·태자 발생시험을 추가할 수 있으며 이 경우에는 조합시험법이 된다.

(3) 조합시험법(Two study design)

설치류에서 가장 단순한 조합시험법은 수태능 및 초기배 발생시험과 태자검사를 포함한 출생 전·후 발생 및 모체기능시험, 두 시험으로 구성된다. 태자검사를 포함한 출생 전·후 발생 및 모체기능시험에 있어서 사람의 노출량을 초과한 고용량에 있어서도 출생전 영향이 없는 경우에는 추가로 배·태자 발생시험을 시행하여도 사람에 대한 위해성을 평가하는데 큰 차이를 나타내지 않는다.

다른 조합시험법으로는 수태능 및 초기배 발생시험에서 암컷동물에 대한 투여를 경구개의 폐쇄까지 계속하고, 배·태자 발생시험에 따라 태자를 검사하여 출생 전·후 발생 및 모체기능시험을 조합하면 표준시험법에서 요구되는 모든 검사가 실시되어 사용 동물 수는 상당히 줄어들게 된다.

비설치류 동물의 배·태자 발생시험은 필요하다.

3. 기타

가. 통계분석

 통계분석에서 가장 중요한 부분은 서로 다른 변수 간의 상관성 검토와 자료의 분포를 명확히 하는데 있다. 이 검토에 의해 군 간의 비교방법이 결정된다. 생식·발생독성시험에서 얻은 각종 지표는 보통 정규분포를 따르지 않는다. 통계학적인 유의성을 결정하는 방법을 사용할 때는 태자나 차산자가 아닌 번식쌍(교미쌍)이나 한배새끼가 비교의 기본 단위로서 사용되어야 한다. 사용된 검정에 대해서는 그 타당성을 설명하여야 한다.

 "유의성" 검정은 결과해석에 있어서 보조수단으로 사용될 뿐이다. 결과의 해석은 생물학적 타당성에 근거하여야 한다. 단순히 "통계적 유의성"이 없기 때문에 대조군과의 차이를 생물학적으로 의의가 없다고 하는 것은 적절하지 않다. 또한 "통계적 유의차"가 있기 때문에 생물학적으로 의의가 있다고 생각하는 것도 현명하지 않다. 특히 낮은 빈도로 일어나며 한 쪽으로만 치우쳐 분포하는 지표(배자사망, 기형)에서는 시험의 통계적 검출력이 낮은 것을 유의하여야 한다. 사용하는 지표의 신뢰구간은 영향의 크기 등이 범위에 있는가를 나타내는 것이다. 통계방법을 사용하는 경우 비교하는 표본단위를 고려하여야 한다. 즉, 개개의 수태산물로서가 아니라 모체(한배새끼)를, 암·수 모두에 투여하였을 때에는 교미쌍을, 다세대 연구에서는 부모세대의 교미쌍을 표본단위로 하는 것이 고려된다.

나. 결과 분석 시 유의사항

 자료를 제시할 때에는 시험에 이용된 모든 동물의 시험자료를 설명할 수 있도록 명확하고 간결한 방법으로 각각의 수치를 표시하여 보고서를 작성한다. 시험 시작부터 끝까지 모든 동물개체의 이력을 추적할 수 있도록 하여, 각 개체값이 군별 요약치(summary value)에 기여하고 있는 바를 쉽게 추정할 수 있게 하여야 한다. 군별 요약치는 오류를 피하기 위하여 생물학적으로 모순이 없는 형식으로 또는 변수의 분포를 반영하는 형식으로 표시한다. 체중, 사료섭취량, 한배새끼 수 등 개체별 결과표는 간결하고, 가능한 계산된 수치보다는 절대적인 수치로 구성이 되어야 한다. 불필요한 중복은 피하여야 한다.

 일반증상, 육안적 해부소견, 이상 등과 같은 출현빈도가 낮은 관찰항목을 표로 만들려면 양성소견을 나타내는 개체를 한데 모아 기재하는 것이 바람직하다. 특히 형태적 변화(태자기형) 같은 자료를 표시하는 경우 일차 표를 만드는데 이상태자를 갖는 모동물과, 그 한배 새끼 중에서 이상이 있는 태자를 명기하고, 이상태자에서 관찰된 모든 변화를 제시하여야 한다. 필요에 따라 변화의 유형별로 표를 작성하는 것도 가능하다.

제4장

유전독성시험

제 4 장 유전독성시험
(Genetic Toxicity study)

1. 개요

가. 기본적인 사항

유전독성이란 기존에는 세포 또는 개체 수준에서 돌연변이(mutation)를 유발하는 성질을 의미하였으나 현재는 유전물질(DNA)에 상해성을 나타내는 성질(genetic toxicity)을 포함하는 광범위한 의미로 이용되고 있다. 유전독성시험은 시험계와 평가항목에 따라 여러 방법이 있으나 「의약품등의 독성시험기준」(식품의약품안전처 고시)에 설명된 시험법들이 현재 우리나라 의약품 등의 유전독성 평가에 적용되는 대표적인 시험법이다. 이들 시험법은 평가항목의 차이에 따라 다음과 같이 크게 4개의 군으로 나눌 수 있다. 첫 번째는 유전자 돌연변이(gene mutation)를 지표로 하는 것, 두 번째는 염색체이상(chromosomal aberration)을 지표로 하는 것, 세 번째는 DNA에 대한 상해성 또는 그 수복성(DNA damage or repair)을 지표로 하는 것, 네 번째는 기타의 것이다. 어느 방법이든지 시험관내(*in vitro*)와 생체내(*in vivo*) 시험법이 있다.

유전독성시험은 시험물질의 발암성을 예측하기 위한 단기 검색법의 하나로 중요한 역할을 하여 왔다. 그러나 의약품의 안전성을 평가하는 경우, 유전독성시험은 발암성 평가에만 국한되는 것은 아니다. 예를 들면, DNA에 대한 상해성이 태아에 미친다면 최기형성(teratogenicity)으로 연결되고, 또한 생식세포(정자 또는 난자)에 영향을 미치게 된다면 다음 세대에 유전적 상해(genetic hazard)가 전달될 수 있다.

과거 유전독성시험에서 얻어진 결과는 단순히 정성적으로 평가되는 경향이 있었다. 그러나 그 동안의 연구결과에 따르면 시험물질의 종류에 따라 유전독성의 강도(변이활성)가 수백만 배의 차이가 있다는 것으로 알려졌다. 특정한 시험계에서 양성으로 판정된 경우에는 그 활성을 정량적으로 파악하는 것이 중요하다. *in vitro* 시험계에서 양성이어도 *in vivo* 시험계에서 음성이 된 경우도 많다. 유전독성시험 결과를 검토할 때는 의약품의 유용성에 대해 고려하고, 생체 내에서의 흡수, 분포, 대사, 배설 등의 약물동태를 포함하여 다른 독성시험결과와 비교·검토하여 안전성을 종합적으로 평가할 필요가 있을 것이다.

유전독성시험 중 독성동태시험은 다음과 같이 적용할 수 있다. 생체 내(*in vivo*) 유전독성시험에서 음성의 결과가 나온 경우, 동일한 시험종에서의 전신적 노출을 증명하거나 지표 조직에서의 노출의 특성을 확인할 수 있다.

나. 시험법의 선택

의약품 등의 허가 등을 목적으로 할 경우에는 유전독성의 잠재성에 대한 포괄적인 평가가 요구된다. 단일 시험만으로는 유전독성 물질을 감지할 수 없다. 그러므로 유전독성 평가를 위한 표준시험법의 조합으로 수행되어야 한다. 이들 표준시험법은 *in vitro* 및 *in vivo* 시험법을 포함하며 상호보완적이다. 원칙적으로 모든 시험물질에 대하여 아래 표준조합 중 1가지를 선택하여 유전독성시험을 실시하여야 한다.

(1) 표준조합 1
 (가) 박테리아를 이용한 복귀돌연변이시험
 (나) 포유류 배양세포를 이용한 다음 어느 하나의 시험
  ① 체외 염색체이상시험 ② 체외 소핵시험
  ③ 체외 마우스 림포마 TK 시험
 (다) 설치류 조혈세포를 이용한 다음 어느 하나의 시험
  ① 체내 소핵시험   ② 체내 염색체이상시험

(2) 표준조합 2
 (가) 박테리아를 이용한 복귀돌연변이시험
 (나) 설치류 조혈세포를 이용한 체내 소핵시험
 (다) 체내 코멧시험

본 해설서에서는 7종류의 표준시험법을 기술하고 있다. 그러나 이러한 시험은 유전독성에 대한 최소한의 정보를 제공하는 것이며 의약품의 용도, 성질에 따라 적절한 지표를 갖는 시험법을 선택하여 안전성을 확인할 필요가 있다. 특히 *in vitro* 시험계에서 비교적 높은 활성을 보이나 *in vivo* 시험에서는 음성인 경우에는 시험물질 또는 그 대사 활성물질이 골수에까지 도달하지 않을 가능성도 있으므로 이러한 경우에는 필요한 시험을 추가하여 그 결과를 제출하는 것이 바람직하다.

다만, 시험물질의 특성 및 시험의 실시목적 등을 고려하여 필요하다고 인정되는 경우에 대체하거나 추가적으로 실시할 수 있는 OECD 유전독성시험은 다음과 같다.

○ 포유동물 세포를 이용한 체외 유전자 돌연변이시험
○ 설치류를 이용한 우성치사시험
○ 포유동물 정원세포의 염색체이상시험
○ 마우스를 이용한 유전성전좌시험
○ 포유동물 간세포를 이용한 체내 부정기 DNA 합성시험
○ 형질전환 설치류의 체세포와 생식세포를 이용한 유전자변이시험
○ Pig-a 유전자 돌연변이 시험

2. 시험방법

가. 박테리아를 이용한 복귀돌연변이시험

본 시험은 살모넬라균(Salmonella typhimurium) 또는 대장균(Escherichia coli, 이하 E. coli)을 이용한 유전자 돌연변이시험이다. 살모넬라균을 이용한 시험에서는 증식에 histidine을 필요로 하는 변이(His- → His+)를 지표로 하고, 대장균을 이용한 시험에서는 증식에 tryptophan을 필요로 하는 변이(Try- →Try+)를 지표로 하고 있다. 이러한 균주는 DNA 손상에 대한 수복기능이 결손되어 있고 각종 유전독성 유발물질 및 자외선에 대해 높은 감수성을 나타낸다. 시험물질에 따라서는 대사활성화로 인해 유전독성을 나타내는 것이 있음이 알려져 있으므로 대사활성법을 병행하여 시행한다.

(1) 시험균주
복귀돌연변이 시험은 최소한 아래 5개의 균주를 사용하여야 한다.

① Salmonella typhimurium TA98
② Salmonella typhimurium TA100
③ Salmonella typhimurium TA1535
④ Salmonella typhimurium TA1537 또는 TA97 또는 TA97a
⑤ Salmonella typhimurium TA102 또는 E. Coli WP2uvrA 또는 E. Coli WP2uvrA (pKM101)

살모넬라균주(TA98, TA100, TA1535, TA1537, TA97, T97a)에서는 표적으로 하는 histidine 유전자의 G-C(guanine-cytosine) 염기쌍의 변화가 검출될 수 있다. 그러나 어떤 종류의 유전독성 유발물질은 A-T(adenine-thymine) 염기쌍에도 돌연변이를 생성시킨다는 것이 밝혀져 있다. 이러한 이유로 본 시험에는 A-T부위에서의 돌연변이를 검출할 수 있는 균주를 포함하여야 한다. 예를 들면, hisG 유전자의 A-T부위의 변이를 검출할 수 있는 살모렐라균주인 TA102나 대장균주인 WP2 uvrA, 대장균에 수복 오류를 증대시키는 작용이 있는 mucAB 유전자를 갖는 pKM101 plasmid를 도입한 대장균주인 WP2uvrA (pKM101)가 이에 해당한다.

이들 균주는 모두 신뢰성 있는 기관에서 품질이 입증된 것을 입수하는 것이 바람직하다. 보관하고 있는 각 냉동 균주는 시험을 시작하기 전에 시험 균주의 특성(아미노산 요구성, 약제내성인자의 유무, 자외선에 대한 감수성 또는 막 변이 등)에 대해서 확인해야 한다. 균주는 보통 dimethylsulfoxide(DMSO)를 가한 배지에서 초저온 냉동고(-60~-80℃) 및 액체질소탱크에 보존한다. 한번 해동한 균주는 다시 보존하지 않고 사용 후에 폐기하여야 한다.

(2) 농도단계

농도단계는 보통 5단계 이상으로 하고, 공비 2~3으로 희석한다. 용해성이 좋고 세포독성을 나타내지 않는 화합물의 최고농도는 5 mg/plate 또는 5 µL/plate로 한다. 세포독성을 나타내는 화합물의 최고농도는 예비시험의 결과로부터 명백한 세포독성을 나타내는 농도를 선정한다(다만, 5 mg/plate 또는 5 µL/plate를 넘지 않는다). 세포독성은 복귀돌연변이 집락수의 감소나 기본 성장균층의 무형성 또는 감소로 판단한다.

시험물질이 수용성인 경우는 멸균증류수 또는 생리식염수 등에 용해하고, 불용성인 경우는 DMSO 등에 용해한다. 앞에서 언급된 용매 어느 것에서도 용해되지 않는 경우에는 현탁액을 이용하든지 시험계 또는 S9 mix의 활성에 영향을 미치지 않는 적절한 다른 용매를 이용한다. 난용성 화합물의 경우에는 시험물질 침전이 관찰되고 계수를 방해하지 않는 농도를 최고농도로 한다(5 mg/plate 또는 5 µL/plate를 넘지 않는다).

시험물질의 석출 여부에 대해 처리의 개시와 종료시에 육안으로 관찰한다. 시험물질의 석출이 나타나는 농도에 대해서는 그것을 명기한다.

(3) 대조군

시험마다 음성대조군 및 양성대조군을 둔다. 음성대조군에는 원칙적으로 용매만 가한다. 양성대조군에는 시험 균주의 종류 그리고 대사활성계의 유무에 따라 적절한 유전독성 유발물질을 이용한다. 대사활성계를 이용하는 경우, 양성대조물질들은 사용되는 세균 균주의 종류에 기초해서 선택한다. 참고로 일반적으로 널리 사용되고 있는 유전독성 유발물질의 예는 다음 표 4와 같다.

[표 4] 복귀돌연변이시험을 위한 양성대조물질의 예

[대사활성계 유]

Chemical	CAS No.
9,10-Dimethylanthracene	781-43-1
7,12-Dimethylbenzanthracene	57-97-6
Congo Red (for the reductive metabolic activation method)	573-58-0
Benzo(a)pyrenen	50-32-8
Cyclophosphamide (monohydrate)	50-18-0, 6055-19-2
2-Aminoanthracene	613-13-8

[대사활성계 무]

Chemical 및 CAS No.	균주
Sodium azide [CAS no. 26628-22-8]	TA1535 및 TA100
2-Nitrofluorene [CAS no.607-57-8]	TA98
9-Aminoacridine [CAS no. 90-45-9] 또는 ICR191 [CAS no. 17070-45-0]	TA1537, TA97 및 TA97a
Cumene hydroperoxide [CAS no. 80-15-9]	TA102
Mitomycin C [CAS no. 50-07-7]	WP2 uvrA and TA102
N-Ethyl-N-nitro-N-nitrosoguanidine [CAS no. 4245-77-6] 또는 N-Methyl-N-nitro-N-nitrosoguanidine [CAS no. 70-25-7] 또는 4-nitroquinoline 1-oxide [CAS no. 56-57-5]	WP2, WP2uvrA 및 WP2uvrA(pKM101)
Furylfuramine(AF-2) [CAS no. 3688-53-7]	plasmid-containing strains

(4) 대사활성계

포유류(보통 랫드)에 적절한 약물 대사 효소계의 유도제(예를 들어, phenobarbital 5,6-benzoflavone의 병용 등)를 투여한 후 간에서 S9(9,000 g 상층 분획)을 획득하고, 사용할 때까지 -60 ~ -80℃에서 보존한다. 사용할 때에는 보효소 등을 가하여 S9 mix를 조제한다. S9은 시판품을 사용해도 좋다. 일반적으로 S9 mix 중의 S9 농도는 10% 내외로 이용한다. 시험물질의 화학구조에 따라 S9 최적농도가 10% 이하인 경우(예를 들어, 방향족 amine류 등) 혹은 10% 이상인 경우(예를 들어, nitrosamine류 등)도 있다. 또한 햄스터나 마우스의 간 S9이 랫드보다 대사활성계가 적절한 경우(예를 들어, phenacetin이나 halogen 화합물류 등)가 있다. 시험물질의 화학구조에 따라 적절한 S9 농도나 S9 획득용 동물 종을 선택하여 실시하는 것이 바람직하다.

(5) 시험방법

전배양법 또는 평판법으로 실시한다. 시험물질의 각 농도에 대해서 3매 이상의 플레이트를 이용한다. 또한 음성대조군의 플레이트 수가 많을수록 시험결과의 판정이 보다 정확할 수 있다. 복귀돌연변이 집락 수는 육안 또는 자동 집락 계수기를 이용하여 계수하나

시험물질이 한천평판 상에 석출된 경우에는 육안으로 계수한다. 시험 균의 증식 저해 상황을 실체현미경으로 관찰하고 세포독성의 유무를 반드시 확인한다. 단, 농도설정시험이 본 시험과 같은 조작으로 농도 당 3매 이상의 플레이트에서 모든 시험 균주에 대해 적절히 실시되었다면 다시 시험을 반복할 필요는 없다.

(6) 결과평가

「의약품등의 독성시험기준」(식품의약품안전처 고시)에 따라 대사활성계 존재 유, 무에 관계없이 최소 1개 균주에서 플레이트 당 복귀된 집락 수에 있어서 돌연변이 발생빈도가 농도의존적으로 증가하거나, 1개 이상의 농도에서 분명하게 증가하고 실험실 내 축적된 음성대조군 결과 범위를 벗어나는 경우에 양성으로 판정한다. 결과는 복귀된 돌연변이 집락 수를 실수(평균치를 포함)로 표시한다. 증가의 정도는 균주별 민감도의 차이를 고려하여 판단하는 것이 바람직하다. 다만, 판정 결과가 분명하지 않은 경우에는 적절한 재시험을 실시하여 결과를 판정한다. 시험결과의 생물학적 상관성이 우선 고려되어야 하며, 통계적 방법을 사용할 수도 있으나, 통계학적 방법만을 양성반응 판단 근거로 사용해서는 안된다.

보고서에는 다음 사항이 포함되도록 한다.

○ 시험균주의 종류, 배지의 조성
○ 시험물질의 성상, 용매의 종류
○ 농도설정 이유
○ 음성 및 양성대조군
○ 시험방법
○ 플레이트 수
○ S9 및 S9 mix의 조제법 및 처리방법
○ 결과의 판정기준
○ 복귀돌연변이 집락 수의 실측치 및 평균치, 농도의존성
○ 결과의 요약
○ 참고문헌

나. 포유류 배양세포를 이용한 염색체이상시험

본 시험은 사람 또는 포유류의 배양세포를 이용하여 화학물질의 염색체이상 유발 유무와 유발 정도를 검색하는 시험이다. 염색체이상(chromosome aberration)은 염색체 수의 변화(이수성 aneuploidy, 배수성 polyploidy)와 형태의 변화(구조이상)로 구분된다. 염색체 수의 변화는 주로 분열에 관여하는 소기관이 영향을 받아 염색체가 분리되지 않거나 분열이 정지하여 발생한다. 한편, 구조이상(structural aberration)은 일반적으로 DNA 절단에 기인한다고 알려져 있다. 이러한 이상을 유발하는 성질을 가진 물질을 특별히 clastogen으로 부르기도 한다. 염색체 수의 변화와 구조이상이 유발된 세포는 대부분 증식되지 않고 사멸하는 것으로 생각되고 있지만 생존한 경우에는 정상과 다른 염색체 변이를 가진 세포집단으로 이행될 가능성이 있다.

(1) 세포주

다양한 세포주(예: Chinese hamster 세포주) 또는 사람의 말초 림프구 세포가 많이 이용된다. 사람의 말초 림프구의 경우에는 말초혈액을 채취하여 phytohaemagglutinin (이하, PHA)과 함께 배양한다. 이 방법은 직접 사람에 대한 효과를 볼 수 있는 장점이 있지만 감수성이 개체에 따라 다르고 매번 채혈해야 하는 단점이 있다. 이에 반하여 chinese hamster 세포주는 동일한 세포계를 반복하여 사용할 수 있고, 염색체의 수가 적고 크기가 커서 관찰이 용이한 점, 증식이 빠르고 비교적 간단한 배양액을 사용할 수 있는 점과 S9 mix에 의한 대사활성화가 용이한 장점을 가지고 있다. 사용된 세포주에 대한 적당한 배경자료가 시험의 일관된 실행을 위하여 사용되어야 한다.

세포의 종류가 다르면 시험방법도 달라지기 때문에 각종 화학물질에 대한 세포의 감수성을 비교하는 것은 쉽지 않다. 나라에 따라 Chinese hamster ovarian cell line(이하, CHO 세포)이 이용되는 경우가 많지만 현재 우리나라에서는 일본과 같이 Chinese hamster lung cell line(이하, CHL 세포)에 대한 관련 기초자료가 많이 축적되어 있다. 세포는 통상 5~10%의 DMSO를 함유한 배양액에서 액체질소에 보존된다. 세포주의 핵형은 대부분의 경우 정상 핵형과 다르다. 그러므로 사용하고자 하는 세포주에 대한 핵형, 세포주기(또는 세포배가시간) 등의 정보를 알아둘 필요가 있다. 시험에 사용되는 세포주는 염색체이상이 거의 관찰되지 않는 세포주를 사용하여야 한다. 세포를 오랜 기간 계대 배양하면 염색체이상의 자연 발생율이 높아지는 등 세포의 특성에 변화를 줄 가능성이 있다. 그러므로 세포의 특성에 어떤 변화가 인지되는 경우에는 새로운 동결보존 세포로부터 다시 배양해야 한다. 세포는 마이코플라즈마 오염여부가 확인되어야 한다.

(2) 농도단계

농도 단계는 분석 가능한 통상 3단계 이상으로 하고, 세포독성이 나타나지 않는 경우 공비 2~3으로 희석한다. 세포독성으로 인해 염색체 이상의 관찰이 불가능한 경우에는 그 농도를 명시해주어야 한다.

시험물질이 수용성인 경우에는 멸균증류수 또는 생리식염수 등 수용성 용매로 하고 물에 불용성인 경우에는 DMSO 등에 용해시킨다. 용해성이 좋고 동시에 세포독성이 나타나지 않는 화합물의 처리농도 상한은 1 mM 또는 0.5 mg/mL(둘 중 낮은 농도)로 한다. 이는 시험물질에 따라 고농도에서 배양액의 삼투압, pH, ion balance 등을 현저하게 변화시켜 세포의 생리적인 조건을 변화시킬 가능성이 있기 때문이다.

세포독성이 강한 (생존율이 극히 낮은) 농도의 경우에는 세포독성에 관련된 반응(예: apoptosis와 관련된 현상 또는 lysosome에서의 endonuclease의 방출 등)으로 인한 이차적인 영향이 나타나므로 시험물질의 직접적인 영향의 평가가 곤란한 경우도 예상된다. 한편 염색체이상 유발물질의 대부분은 어느 정도 세포독성을 나타내는 농도에서 염색체이상을 유발한다고 알려지고 있다. 이러한 이유로 세포주를 이용하는 경우, 최고농도는 50%의 세포성장 감소를 초과하지 않는 농도로 설정한다.

난용성 화합물을 현탁상태에서 처리한 경우에도 현탁의 농도범위에서 농도상관성이 있는 양성반응이 얻어지는 경우가 있다. 그리고 S9를 첨가하는 경우에는 S9 mix에 따라 시험물질의 용해성이 변할 수 있다. 또한, 지용성 물질은 세포막이 지질이기 때문에 세포 내로의 투과성이 촉진되는 것도 고려되어야 한다. 한편 몇몇 포유류 세포(예를 들면 chinese hamster 세포주인 V79, CHO, CHL/IU, TK6)에는 탐식능이 있어 고형성분을 세포 내로 취할 수 있다. 이러한 경우들로 인해 현탁의 농도 범위에서도 농도상관성이 있는 반응이나 세포독성이 나타나는 경우에는, 용해성에 관계없이 최고농도는 앞에서 서술한 세포독성을 나타내는 농도를 선택하여야 하지만 1 mM 또는 0.5 mg/mL를 초과하지 않아야 한다. 침전물로 인해 시험물질의 처리, 염색체표본의 제작 및 염색체 관찰이 불가능한 경우에는 꼭 최고농도가 세포독성을 나타내는 농도가 아니라도 무방하다. 더욱이 난용성 물질의 경우에는 시험물질이 시험조건하에서 육안으로 시험물질 혼탁 또는 침전이 관찰되고 계수를 방해하지 않는 농도를 최고농도로 설정하지만 1 mM 또는 0.5 mg/mL를 초과하지 않아야 한다. 시험물질의 석출 여부에 대해 처리의 개시와 종료 시에 육안으로 관찰한다. 시험물질의 석출이 관찰되는 농도에 대해서는 이런 사항을 명기한다.

(3) 대조군
음성대조군은 원칙적으로 용매대조군으로 하지만, 선택된 용매에 대한 독성이나 변이원성 자료가 축적되어 있지 않다면 비처리 대조군도 사용하여야 한다. 양성대조군에는 대사활성계의 유무에 대응하는 적절한 종류의 염색체이상 유발물질을 이용한다.

[표 5] 포유류 배양세포를 이용한 염색체이상시험을 위한 양성대조물질의 예

대사활성계의 유무	양성대조물질
S9 mix를 가하지 않는 경우	Methyl methanesulphonate Mitomycin C 4-nitroquinoline-N-Oxide Cytosine arabinoside
S9 mix를 가하는 경우	Benzo(a)pyrene Cyclophosphamide

(4) 대사활성계

균주를 이용한 복귀돌연변이시험과 같이 원칙적으로 랫드의 간으로부터 획득한 S9를 이용한다. S9 자체에 독성 또는 염색체이상 유발성이 있다는 보고도 있으므로 적절한 농도(일반적으로 1~2%로 사용되나 세포독성을 고려하여 10%까지 가능)에서 단시간 작용시켜야 한다. S9은 보효소 등을 가하여 S9 mix로 조제하여 사용한다(시판하는 S9 mix를 이용해도 좋다). pH의 변화에 따라 약한 염색체 이상이 유발된다는 보고도 있으므로 pH 변화를 최소화 할 방법을 모색할 필요가 있다. 대사활성계를 사용하는 시험에서 부유 상태 또는 단층배양상태의 세포에 시험물질과 S9 mix를 수 시간(3~6시간) 처리한다. 처리 후 세포를 세정하고 새로운 배양액으로 증식시킨 후 염색체 표본을 제작한다. 염색체 표본은 시험물질 처리 개시 후 1.5 세포주기에 제작한다. S9 mix를 사용하는 경우에는 시험물질의 용매로서 에탄올을 사용하면 알데히드의 생성 가능성이 있기 때문에 절대 사용하지 않는다.

(5) 시험방법

직접법 및 대사활성계를 사용하는 경우 시험물질 처리 시간을 3~6시간으로 하고 다시 정상배지에서 배양하여 시험물질 처리 후 1.5배 정상세포주기 경과시기에 염색체 표본을 제작한다. 이 경우 표본 제작 전에 중기세포 억제제인 콜히친(Colchicine) 또는 콜세미드(Colcemid)를 처리한다. 원칙적으로 각 농도 당 2매의 플레이트를 이용하여 플레이트 당 150개의 분열중기상을 현미경 하에서 관찰한다. 표본은 맹검법으로 관찰하는 것이 바람직하다.

(6) 결과평가

분열중기상을 대상으로 염색분체 또는 염색체의 구조이상 유무를 기록한다. 염색체 이상은 일반적으로 다음과 같은 분류체계로 나눈다. 이 중 한 종류 이상의 이상(gap 제외)을 가진 세포를 이상세포(aberrant cell) 1개로 계측한다. 배수체의 출현율은 별도로 기록한다. 구조이상에 대하여는 염색분체 및 염색체에 나타나는 구조이상의 종류를 명기한다.

[표 6] 염색체 구조이상 및 수적이상의 분류

구조이상	Gap(g) : 염색분체, 염색체을 포함 Chromatid break(ctb) : 염색분체 절단 Chromatid exchange(cte) : 염색분체 교환 Chromosome break(csb) : 염색체 절단 Chromosome exchange(cse) : 염색체 교환 기타 이상 : 단편화 등
수적이상	Aneuploid : 이수성 Polyploid : 배수성(핵내배화 endoreduplication도 포함)

이상 세포 수 대신 세포 당 염색체 이상수로 표현하는 방법도 있으나 이 경우에는 관찰을 위해 꽤 시간을 요한다. 특히 gap의 판정은 시험자에 의해 차이가 있을 수 있으므로 판정기준을 명기하는 것이 바람직하다. 염색체 수 이상에는 배수성(polyploid)과 이수성(aneuploid)이 있다. 인체 림프구처럼 전형적인 이배체(2n) 세포를 대상으로 하는 경우에는 동원체(centromere) 수의 변화에 따라 이수성을 구별할 수 있으나, 계대 배양되어 온 세포주에서는 염색체 수의 변화를 기록하는 것이 곤란하므로 배수성만의 기록으로 충분하다. Gap은 별도로 기록하고 보고하지만, 일반적으로 전체 염색체이상 세포 수를 계수할 때는 포함하지 않는다.

염색체 이상의 판정은 시험자에 따라 반드시 일치하지 않으나 염색체 이상을 가진 분열중기상의 수가 적어도 1개 이상의 농도에서 음성대조군과 비교하여 통계학적으로 유의성 있게 증가하고, 농도의존적인 증가를 나타내며, 실험실 내 축적된 음성대조군 결과 범위를 벗어나는 경우에 양성을 판정한다.

보고서에는 다음의 사항을 포함하도록 한다.

○ 세포의 종류, 계대수, 배양액의 종류 및 혈청 Lot 번호 등
○ 시험물질의 성상, 용매의 종류
○ 농도 설정이유
○ 음성 및 양성 대조군
○ 시험방법, 처리시간, 표본제작시기
○ 플레이트 수
○ S9 및 S9 mix의 조제법 및 처리방법
○ 염색체 이상 및 결과의 판정기준
○ 관찰 세포수, 이상세포의 출현율 및 평균치 또는 세포 당 이상수 및 평균치, 농도의존성
○ 결과의 요약
○ 참고문헌

다. 포유류 배양세포를 이용한 체외 마우스 림포마 TK 시험

in vitro 포유동물 세포 유전자 돌연변이 시험법은 화학물질에 의해 유발되는 유전자 돌연변이를 검출하는 데 사용될 수 있다. 적절한 세포주는 L5178Y 마우스 림포마 세포이다. 이 세포주에서 사용되는 유전적 지표는 thymidine kinase(TK)의 유전자이다.

(1) 초기 고려사항

in vitro 포유동물 세포 유전자 돌연변이 시험에서는 확립된 세포주가 사용된다. 사용하는 세포들은 배양액에서의 성장능력과 자연발생 돌연변이율의 안정성에 기초하여 선택된다. *in vitro*에서 수행되는 시험은 일반적으로 외인성 대사활성계의 사용이 요구된다. 이러한 대사활성계는 *in vivo* 상의 조건을 완전히 반영하지 않는다. 세포주 본연의 변이원성의 영향을 주는 환경조건(예 : pH, 삼투압 등)을 피할 수 있도록 주의해야 한다.

이 시험은 포유동물 돌연변이원성 물질과 발암물질을 검색하는데 사용된다. 이 시험에서 양성인 물질은 포유동물에서 발암 유발물질인 경우가 많다. 그러나 이 시험과 발암성 사이에 완벽한 상관관계가 있는 것은 아니다.

(2) 시험방법의 원리

TK+/- → TK-/- 돌연변이로 인한 thymidine kinase(TK) 결핍세포는 pyrimidine 유사체인 trifluorothymidine(이하, TFT)의 세포독성효과에 내성을 갖는다. Thymidine kinase를 갖는 세포는 TFT에 민감하여, 세포대사가 저해되고 더 이상의 세포 분열이 일어나지 않는다. 따라서 돌연변이 세포는 TFT 존재 하에 증식할 수 있는데 반해 thymidine kinase를 갖는 정상세포는 증식하지 못한다. 대사활성계(S9)가 있는 경우와 없는 경우 모두 세포를 적당한 시간동안 시험물질에 노출하고, 돌연변이의 표현형 발현을 위하여 최적에 가까운 발현기간을 부여한다.

(3) 세포주

마우스 L5178Y 세포주가 주로 이 시험에서 이용된다. 이 시험에 사용되는 세포주는 화학적 돌연변이원성 물질에 대해 증명된 민감도, 높은 클로닝 효율, 안정된 자연발생적 돌연변이율을 가져야 한다. 세포는 마이코플라즈마 오염여부가 확인되어야 한다. 사용된 세포 수, 배양액 그리고 시험물질의 농도는 위에 언급한 세포특성들이 반영되어야 한다. 이 시험에서 사용되는 세포 수를 결정할 때에는 자연발생적 돌연변이율을 고려한다. 일반적으로 자연발생 돌연변이율의 역수에 적어도 10배인 세포 수를 사용하며 최소한 10^6개의 세포 수를 활용하도록 권장한다. 사용된 세포주에 대한 적당한 배경자료가 시험의 일관된 실행을 위하여 사용되어야 한다.

(4) 배지와 배양조건

배지는 시험법에 사용하는 세포의 종류에 따라 선택되어야 한다. 변이세포와 비변이세포의 발현기간과 집락 형성 능력을 고려하여 세포의 최적 성장을 확실하게 하는 배양조건을 선택하여야 한다.

(5) 시험물질/조제

고형의 시험물질은 적절한 용매나 부형제에 용해 또는 현탁시켜야 하고, 시험물질의 특성에 따라 세포에 처리하기 전에 희석시켜야 한다. 액상의 시험물질은 직접 또는 처리 전 희석하여 시험계에 투여한다. 보관의 적합성을 제시하는 안정성 자료가 없으면 시험물질은 사용 시 매번 조제하여야 한다.

(6) 시험조건

 (가) 용매/부형제

용매/부형제는 시험물질과의 화학반응이 일어나서는 안 되며 세포 생존과 S9 활성에 적합해야 한다. 만약 잘 알려진 용매/부형제가 아닌 다른 것이 사용된다면 자료에 의해 적합성이 입증되어야 한다. 가능하면 수용성 용매/부형제의 사용이 먼저 고려되어야 한다. 물에 불안정한 물질을 시험할 때 사용되는 유기용매의 수분은 제거되어야 한다.

 (나) 농도단계

최고농도를 결정할 때 고려해야 하는 사항은 시험물질의 세포독성 용해도와 pH 및 삼투압의 변화이다. 세포독성은 세포성장지표(relative total growth, 이하, RTG)와 같은 적절한 척도를 사용하여 결정하여야 한다. 예비시험에서 세포독성과 용해도를 결정하는 것이 유용하다.

적어도 4가지의 농도가 사용되어야 한다. 이들 농도는 세포독성이 나타나는 최고농도로부터 독성이 적거나 없는 범위까지 포함해야 한다. 세포독성이 나타나지 않는 경우, 일반적으로 농도는 2 이상 3 이하의 비율로 나눈다. 만약 최고농도가 세포독성에 기초했다면 최대농도는 RTG가 약 10 ~ 20%를 나타내는 농도(즉, 80~90%의 세포독성을 나타내는 농도)를 선택한다. 상대적으로 세포독성이 없는 화합물인 경우에는 최대농도를 1 mM 또는 0.5 mg/mL 중 낮은 농도로 하여야 한다.

난용성 물질은 배양조건하에서 육안 등으로 시험물질 혼탁 또는 침전이 관찰되고 계수를 방해하지 않는 농도를 최고농도로 한다. 세포, S9, 혈청 등으로 인해 시험물질의 용해도는 노출기간동안 변할 수 있기 때문에, 시험물질의 처리 시작과 끝에 평가되어야 한다.

(다) 대조군

대사활성계 존재와 비존재 모두에 적합한 양성대조군과 음성(용매 또는 부형제)대조군이 각 시험에 포함되어야 한다. 대사활성계가 사용되었을 때, 양성 대조물질은 변이원성 반응을 나타내기 위해 대사활성계를 필요로 하여야 한다.

[표 7] 체외 마우스 림포마 TK 시험을 위한 양성대조물질의 예

대사활성계의 유무	양성대조물질	CAS No.
S9 mix를 가하지 않는 경우	Methyl methanesulfonate Mitomycin C 4-Nitroquinoline-N-Oxide	66-27-3 50-07-7 56-57-5
S9 mix를 가하는 경우	Cyclophosphamide (monohydrate) Benzo(a)pyrene 3-Methylcholanthrene 7,12-Dimethylbenzanthracene	50-18-0 (6055-19-2) 50-32-8 56-49-5 57-97-6

위의 표 7 이외의 다른 적절한 양성대조군도 타당한 경우 사용할 수 있다. 음성대조군(용매 또는 부형제)을 포함하여야 하고, 또한, 선택된 용매에 대한 독성이나 변이원성 자료가 축적되어 있지 않다면 비처리 대조군도 사용하여야 한다.

(7) 시험절차

(가) 시험물질의 처리

증식하는 세포는 대사활성계 존재와 비존재 하에서 적당한 기간동안 시험물질에 노출되어야 한다. 노출시간은 하나 또는 그 이상의 세포주기가 포함되도록 증가시킬 수 있다. 기체 또는 휘발성 물질은 밀봉된 배양용기와 같은 적절한 방법으로 시험되어야 한다.

(나) 생존률과 돌연변이 유발율의 측정

노출기간 마지막에 세포를 세척하고 돌연변이 표현형이 발현될 수 있도록 적절한 기간(적어도 2일)동안 배양용기에 배양한다. 세척된 세포의 일부는 RTG를 얻기 위해 별도로 플레이트에 배양한다. 그리고 각 세포군마다 TFT 처리군과 비처리군으로 나누어 추가로 배양한다. Viability는 TFT가 처리되지 않은 배지를 별도로 플레이트에 배양하여 측정한다. RTG는 돌연변이 표현형이 발현될 수 있도록 배양한 기간동안의 성장률과 viability를 곱하여 구한다. 시험물질의 돌연변이 유발율은 시험물질이 처리된 군 중에서 TFT 처리군의 돌연변이 세포수를 TFT 비처리군의 생존한 세포수로 나눈 값이다.

(8) 시험결과

자료는 시험물질 처리군 및 대조군에 대한 세포독성과 viability 결정, 집락 수와 돌연변이율을 포함해야 한다. 돌연변이율을 확인한 결과, 양성반응인 경우 시험물질의 적어도 한 농도군(가장 높은 양성 농도)과 음성 및 양성대조군에서 작은 집락과 큰 집락을 구분하여 계수한다. 광범위하게 손상을 받은 돌연변이 세포는 분열주기가 길어져 작은 집락을 형성한다. 손상은 전형적으로 전체 유전자의 손실부터 눈으로 볼 수 있는 염색체 핵형 이상까지 나타난다. 상대적으로 손상이 적은 세포들은 모세포와 비슷한 속도로 성장하여 큰 집락을 형성한다.

RTG가 포함되어야 한다. 돌연변이율은 생존세포의 수당 돌연변이 세포의 수로서 표현되어셔야 한다.

(9) 결과평가

돌연변이 발생빈도가 통계학적으로 유의성 있게 농도 의존적으로 증가하거나, 적어도 하나 이상의 농도단계에서 재현성 있게 양성반응을 나타내는 경우, 또는 돌연변이 발생빈도가 국제평가기준(global evaluation factor, 이하 GEF*)을 초과하고 농도의존적으로 증가하는 경우를 양성으로 한다. 돌연변이율에서 농도의존성 또는 재현성 있는 증가를 보이는 것과 같이, 양성결과를 결정하는 몇 가지 기준이 있다. 그리고 그 결과에 대한 생물학적인 타당성이 먼저 고려되어야 한다. 통계방법은 시험결과를 평가하는데 도움을 줄 수 있지만 통계적인 유의성만으로 양성 반응을 결정하지 말아야 한다. 비록 대부분의 실험이 명백하게 양성 또는 음성의 결과를 나타내지만 드물게 일련의 결과가 시험물질의 활성에 대한 명확한 판단을 방해할 경우도 있다. 실험이 반복된 횟수에 관계없이 결과가 모호하거나 의심스러울 수 있다. *in vitro* 포유동물 세포를 이용한 유전자 돌연변이 시험법에 대한 양성결과는 시험물질이 사용된 포유동물 세포에서 유전자 돌연변이를 유도한다는 것을 나타낸다. 재현성 있는 양성 반응은 가장 의미가 있다. 음성 결과는 시험조건 하에서, 시험물질이 사용한 포유동물 세포에서 유전자 돌연변이를 유도하지 않는다는 것을 나타낸다.

* GEF : agar version : 90×10^{-6}, microwell version : 126×10^{-6}

보고서에는 다음의 사항을 포함하도록 한다.

○ 세포의 종류, 계대수, 배양액의 종류 및 마이코플라즈마 유무 등
○ 시험물질의 성상, 용매의 종류
○ 농도 설정이유
○ 음성 및 양성대조군
○ 시험방법, 처리시간, 표본제작시기
○ S9 및 S9 mix의 조제법 및 처리방법
○ 돌연변이 발생 빈도 및 결과의 판정기준
○ 음성 및 양성대조군의 콜로니 크기, 농도의존성 등
○ 결과의 요약
○ 참고문헌

라. 포유류 배양세포를 이용한 체외 소핵시험

본 시험법은 인체 또는 그 외 포유류 세포의 간기세포주기에서 세포질 내 소핵(micronucleus)을 검색하기 위해 사용되며 일반적으로 대사활성계 적용 및 비적용 조건 하에서 실시하며, 세포에 시험물질을 처리 후 소핵 형성을 위해 적정한 기간 동안 배양을 실시해야 한다. 슬라이드 표본을 제작하여 세포 빈도수를 산출할 수 있다. 소핵 유발 분석 시 세포분열 여부가 중요하며, 이를 확인하기 위한 세포증식(또는 독성) 지표를 적절히 평가해야 한다. 체외 시험법이기 때문에 pH 변화 등 인위적인 양성결과를 초래할 수 있는 조건은 피해야 한다.

(1) 세포주

초대 배양된 인간 또는 다른 포유류 말초혈액 림프구 및 다양한 설치류 세포주(예: CHO, V79, CHL/IU, L5178Y 세포), 또는 인간 세포주(예: TK6)를 사용할 수 있다. 다른 세포주(예: HT29, Caco-2, HepaRG, HepG2 세포), A549 및 시리아 햄스터 배아 초대 배양 세포가 소핵시험에 사용되지만, 아직 널리 검증되지 않았다. 따라서 시험에서 입증된 세포의 수행능력에 근거하여 위의 세포주와 세포 종류를 사용하는 것에 대한 타당성을 입증해야 한다. Cytochalasin B(이하, CytoB)는 L5178Y 세포성장에 잠재적으로 영향을 미친다는 보고가 있기 때문에 L5178Y와 함께 사용되지 않도록 권장된다. 세포는 마이코플라즈마 오염여부가 확인되어야 한다.

인간 말초혈액 림프구는 18-35세의 젊은 비흡연자이자, 알려진 질병이 없거나 소핵세포의 자연발생률(background incidence)을 증가시키는 유전독성 물질(예: 화학물질, 이온화 방사선)에 최근 노출된 적이 없는 사람에게서 얻어야 한다. 이로써 소핵세포의 자연발생률을 낮고 일정하게 유지할 수 있다. 소핵세포의 기준 발생률(baseline incidence)은 나이와 비례하여 증가하고, 이러한 경향은 남성보다 여성에게서 더욱 뚜렷하다. 두 명 이상의 기증자에게서 채취된 세포가 사용되는 경우, 기증자의 수를 명기한다.

시험물질 처리 시작부터 세포 표본 채취 때까지 세포가 분열했다는 사실을 입증해야 한다. 시험물질에 대한 세포단계의 민감도가 명확하지 않을 수 있기 때문에 각기 다른 세포주기에 있는 세포에 시험물질을 노출시키기 위해, 세포 배양이 기하급수적 성장단계에서 유지되거나(세포주), 분열하도록 자극(림프구의 초대 배양)받아야 한다.

(2) 농도단계

농도 단계는 분석가능한 통상 3단계 이상으로 하고 세포독성이 나타나지 않는 경우 공비 2~3으로 희석한다. 시험물질이 수용성인 경우에는 멸균증류수 또는 생리식염수를 용매로 하고 불용성인 경우에는 DMSO 등에 용해시킨다. 용해성이 좋고 동시에 세포독성이 나타나지 않는 시험물질의 처리농도 상한은 1 mM 또는 0.5 mg/mL(둘 중 낮은 농도)로 한다. 이는 시험물질에 따라 고농도에서 배양액의 삼투압, pH, ion balance 등을 현저하게 변화시켜 세포의 생리적인 조건을 변화시킬 가능성이 있기 때문이다. 세포독성이 있는 물질의 경우 최고농도는 약 50%의 세포성장 감소를 초과하지 않는 농도를 최고농도로 설정한다.

(3) 대조군

음성대조군은 원칙적으로 용매대조군(용매 또는 부형제)으로 하지만, 선택된 용매에 대한 독성이나 변이원성 자료가 축적되어 있지 않다면 비처리 대조군도 사용하여야 한다. 양성대조군에는 대사활성화의 유무에 대응하는 적절한 종류의 염색체의 구조적/수적이상 유발물질(표 8)을 이용한다. 타당성이 입증된다면 다른 양성 대조물질을 사용할 수 있다.

[표 8] 포유류 배양세포를 이용한 체외 소핵시험의 실험실 숙련도 평가 및 양성 대조군 선택을 위해 권고되는 참조물질

물질	CAS No.
1. 대사 활성화를 필요로 하지 않는 염색체 구조이상 유발물질	
Methyl methanesulphonate	66-27-3
Mitomyin C	50-07-7
4-Nitroquinoline-N-Oxide	56-57-5
Cytosine arabinoside	147-94-4
2. 대사 활성화를 필요로 하는 염색체 구조이상 유발물질	
Benzo(a)pyrene	50-32-8
Cyclophosphamide	50-18-0
3. 이수성 유발물질	
Colchicine	64-86-8
Vinblastine	143-67-9

(4) 대사활성계

균주를 이용한 복귀돌연변이시험과 같이 원칙적으로 랫드의 간으로부터 획득한 S9를 이용한다. S9 자체에 독성 또는 염색체이상 유발성이 있다는 보고도 있으므로 적절한 농도(최종농도로서 5%)에서 단시간 작용시켜야 한다. S9은 보효소 등을 가하여 S9 mix로 조제하여 사용한다(시판하는 S9 mix를 이용해도 좋다). pH의 변화에 따라 약한 염색체이상이 유발된다는 보고도 있으므로 pH 변화를 최소화 할 방법을 모색할 필요가 있다. 직접법 및 대사활성계를 사용할 경우 시험물질 처리 시간을 3~6시간으로 하고 다시 정상배지에서 배양하여 시험물질 처리 후 1.5~2.0 정상세포주기 경과시기에 검체를 제작한다.

(5) 세포질분열억제제

in vitro 소핵시험 수행 시 고려해야 할 가장 중요한 사항은 계수되는 세포들이 처리 중 또는 처리 이후 배양 시기에 반드시 유사분열을 마칠 수 있도록 해야 한다는 것이다. 그러므로 소핵 계수는 처리 중 또는 그 이후에 유사분열을 마친 세포에 국한하여 시행해야 한다. CytoB는 세포질 분열을 억제하기 위해 가장 널리 사용되는데, 그 이유는 CytoB가 액틴 조합을 억제하여 유사분열 후 딸세포의 분리를 방지하고 이핵세포 형성을 유도하기 때문이다. 인간 림프구를 사용하는 경우에는 CytoB를 세포질분열억제제로 사용해야 하는데, 그 이유는 기증자마다 세포주기가 다르고 모든 림프구가 PHA 자극에 반응하지 않기 때문이다.

인간 림프구 이외의 다른 세포를 사용하는 경우, 그 세포에 세포분열이 발생했다면 CytoB를 사용하지 않아도 된다. 유세포 분석기를 사용해서 소핵을 평가하는 경우에도 CytoB를 사용하지 않는다. 만약 CytoB를 사용하지 않는 경우에는 배양세포가 분열했다는 사실을 입증해야 한다. 즉 계수된 세포의 상당부분에서 시험물질 처리 중 또는 이후에 분열이 발생했다는 사실을 입증해야 한다. 그렇지 않으면, 위음성 반응이 야기될 수 있다.

각 세포 유형의 용매대조군에서 이핵세포 빈도를 최적화하고, 계수하려는 이핵세포가 충분히 생성되도록 적절한 CytoB의 농도를 결정하여야 한다. CytoB의 적정 농도는 3~6 µg/mL이다.

(6) 시험방법

음성(용매)대조군 및 양성대조군을 제외한 최소 3개의 시험농도를 평가해야 하며, 시험물질이 처리된 세포 내에서 유사분열이 발생했고, 적절한 수준의 세포독성을 보이는 농도에서 처리가 되었는지 확인하기 위해서 본시험에서 세포증식을 측정해야 한다. 세포의 사멸과 성장을 적절히 보여주는 지표(RICC, RPD, CBPI, RI)에 기반하여 대사활성계 적용 및 비적용하에서 세포독성을 평가한다.

음성결과를 결정하려면 다음의 3가지 실험조건이 실시되어야 한다(표 9 참조).

○ 세포는 대사활성계 없이 3~6시간동안 시험물질에 노출되고, 처리 시작 후 1.5~2.0 정상세포주기에 표본이 채취되어야 한다.
○ 세포는 대사활성계와 함께 3~6시간동안 시험물질에 노출되고, 처리 시작 후 1.5~2.0 정상 세포주기에 표본이 채취되어야 한다.
○ 세포는 대사활성계 없이 1.5~2.0 정상세포주기에 표본을 채취할 때까지 시험물질에 지속적으로 노출되어야 한다.

[표 9] 체외 소핵시험의 시험물질 처리 및 표본 채취시간

CytoB 처리된 림프구, 초대세, 세포주	+S9 단기처리	·S9 존재 상태에서 3~6시간 동안 시험물질 처리 ·S9과 처리배지 제거 ·신선한 배지와 CytoB 투입 ·시험물질 처리 후 1.5~2.0 정상세포주기에 채취
	-S9 단기처리	·3~6시간 동안 시험물질 처리 ·처리배지 제거 ·신선한 배지와 CytoB 투입 ·시험물질 처리 후 1.5~2.0 정상세포주기에 채취
	-S9 장기처리	·CytoB 존재 상태에서 1.5~2.0 정상세포주기 동안 시험물질 처리 ·처리 종료 시점에 채취
CytoB 없이 처리된 세포주		
· 위의 스케줄과 동일하나 CytoB를 사용하지 않음		

CytoB로 처리된 배양에서 한 쌍의 배양 용기가 사용되는 경우, 시험농도 및 대조군 당 최소 2,000개의 이핵세포에서 소핵빈도를 분석하고, 한 쌍의 배양 용기에 균등하게 배분해야 한다. 농도 당 단일 배양 용기를 사용하는 경우, 배양 당 최소 2,000개의 이핵세포를 이 단일 배양 용기에서 계수해야 한다.

CytoB로 처리되지 않은 세포주에서 한 쌍의 배양 용기가 사용되는 경우, 시험농도 및 대조군 당 최소 2,000개의 이핵세포에서 소핵빈도를 분석하고, 한 쌍의 배양 용기에 균등하게 배분해야한다. 농도 당 단일 배양 용기를 사용할 때, 이 단일 배양용기에서 배양 당 최소 2,000개의 이핵세포를 계수해야 한다.

CytoB가 사용되는 경우 세포증식을 평가하기 위해 배양 당 최소 500개의 세포를 사용하여 CBPI 또는 RI를 결정해야 한다. 표본은 맹검법으로 관찰하는 것이 바람직하다.

(7) 결과평가
소핵을 가진 세포의 수가 적어도 1개 이상의 농도에서 음성대조군과 비교하여 통계학적으로 유의성 있게 증가하고, 농도의존성인 증가를 나타내며, 실험실 내 축적된 음성 대조군 결과 범위를 벗어나는 경우에 양성으로 판정한다. 명백한 양성 또는 음성 반응은 입증할 필요가 없다.

위에 기술된 바와 같이 반응이 명백한 음성 또는 양성이 아니고 결과의 생물학적 상관성을 규명하려면, 전문가의 판단 및 추가 연구로 데이터를 평가해야 한다. 추가 세포를 계수하거나 실험조건을 수정하여(예: 농도 간격, 다른 대사 활성화 조건[즉: S9 농도 또는 S9 origin]) 반복실험을 수행하는 것이 좋다.

드물지만, 추가 연구 후에도 양성 또는 음성이라는 결론을 내릴 수 없으면 그 데이터는 불분명한 것으로 결론지어진다.

보고서에는 다음의 사항을 포함하도록 한다.

○ 시험물질의 공급처, 제조번호, 용매/부형제 등
○ 세포의 유형, 적합성, 마이코플라즈마 유무, 정상 세포주기, 계대 수 등
○ 세포질분열억제제의 농도 및 노출시간(사용한 경우), 농도 설정이유, 처리 시간 등
○ 음성 및 양성대조군
○ 시험방법, 처리시간, 표본제작시기
○ S9 및 S9 mix의 조제법 및 처리방법
○ 세포독성 측정법, 세포질분열억제제가 사용된 경우 단핵, 이핵, 다핵세포의 분포 등
○ 소핵 발생 빈도 농도의존성 등
○ 결과의 요약
○ 참고문헌

마. 설치류 조혈세포를 이용한 체내 소핵시험

본 시험법은 설치류 골수 세포 중 미성숙(다염성)적혈구에 출현하는 소핵을 지표로 하여 시험물질의 염색체 이상 유발을 체내(*in vivo*)에서 평가하는 것이다. 염색체의 형태변화(구조이상)에는 다양한 종류가 있으나, 최초로 염색체절단이 일어나고 이것이 수복되는 과정에서 다른 절단면과 재결합하면 교환형의 이상이 나타난다. 절단이 수복되지 않으면 동원체를 갖지 않는 염색체 단편이 형성되고, 이 단편이 세포 분열 시에 잔존하여 소핵을 형성한다. 따라서 소핵은 염색체의 구조이상을 반영하고 있는 것이다. 또한 세포 분열 기전의 장애가 원인이 되어 염색체가 세포 분열 시에 잔존하게 되어도 소핵화 한다는 점에서 염색체의 수적 이상까지도 검출할 수 있다. 결론적으로 본 시험법은 골수 중의 분열 중기상을 해석하는 염색체이상시험과 함께 생체 내에서 염색체이상 유발물질을 검출하는 시험법으로 받아들일 수 있다.

소핵시험은 주로 골수 세포 중 미성숙(다염성)적혈구를 대상으로 하고 있으나 비장이 소핵을 갖는 적혈구를 제거할 능력이 없는 경우 말초혈액 중의 미성숙(다염성)적혈구를 이용하는 소핵시험도 골수를 이용하는 소핵시험과 동등하게 받아들일 수 있다. 모든 종류의 염색체이상 유발물질을 검출하는 단일 시험법은 생각할 수 없으므로 특히 용량, 투여회수, 표본제작 등은 각각의 시험물질에 대해 예비시험의 결과 등을 참고하여 충분히 검토하는 것이 바람직하다. 골수나 골수세포 이외의 조직(예를 들어 소장, 정원세포)을 이용하는 방법이나 분석장비(예: 유세포분석기 등)를 이용하여 소핵을 식별, 측정하는 방법으로 얻어진 결과에 대해서도 과학적인 정당성이 명확한 것은 평가의 대상이 될 수 있다.

(1) 실험동물

일반적으로 마우스를 이용한다. 마우스의 골수세포를 이용한 소핵시험에서 얻어진 지금까지의 연구에 의하면 일반적으로 수컷 쪽이 암컷에 비하여 감수성이 높다는 것이 밝혀져 있다. 소핵 유발성에는 정량적으로는 암·수의 차이가 나타나지만 정성적으로는 거의 차이를 볼 수 없다. 정량적으로 명백한 차이가 나타나는 경우에는 예외 없이 독성에 명백한 암·수의 차이가 나타나는데 이 경우에는 암·수 모두를 사용하여야 한다. 반면 독성 또는 대사에 암·수의 차이가 명백하게 나타나지 않는 경우에는 소핵시험에 수컷을 사용하는 것만으로 충분하다. 어느 한쪽의 성에만 사용하는 의약품을 시험하는 경우에는 해당하는 성을 사용해야 한다. 일반적으로 수컷을 사용하나 성 호르몬 등의 영향이 예상되는 경우에는 암컷을 이용해도 좋다. 랫드를 사용할 경우, 골수 중의 비만세포에서 유래하는 과립이 소핵의 관찰에 지장을 초래하지 않는 방법으로 시험하여야 한다. 예를 들어 acridine orange 형광염색법을 이용하여 비만세포의 과립과 소핵을 형광의 색조에 의하여 식별할 수가 있다. 또한 acridine orange를 이용한 초생체염색법(supravital stanining)을 이용하여 망상적혈구만을 관찰대상으로 하면 랫드의 말초혈액을 이용한 소핵시험도 받아들일 수 있다.

동물 수는 적어도 한 군당 5마리 이상의 동물을 이용한다. 그 이유는 자료에 대해 통계학적 유의성을 검정하기 위해 적어도 5마리 이상의 동물 수가 필요하기 때문이다. 암·수 모두를 이용하는 시험을 행할 필요가 있는 경우에는 한 군당 암·수 각각 5마리 이상을 이용하는 것이 바람직하다.

(2) 투여방법
 (가) 투여경로
투여경로는 원칙적으로 임상적용경로 또는 복강으로 한다.

 (나) 용량단계
용량반응관계를 검토하기 위해 공비 2 또는 3으로 3단계 이상의 용량군을 설정한다. 최고용량은 시험물질의 특성에 따라 결정하여야 하나 본 시험이 단기시험인 것을 고려하여 충분히 고용량으로 할 필요가 있다. 최대내성용량(Maximum Tolerated Dose, MTD) 또는 골수(혹은 말초혈액)에서 전체 적혈구 가운데 미성숙 적혈구의 비율 감소를 나타내는 용량으로 한다. 호르몬과 유사분열인자 같이 낮은 비독성 용량에 특이적인 생물학적 활성을 지닌 물질은 처리용량 설정기준에서 제외하고, 사례별 근거로 평가한다. 비독성 시험물질은 투여기간이 14일 이상인 경우 1,000 mg/kg/day, 14일 미만인 경우 2,000 mg/kg/day로 한다. 개략의 치사량을 투여 용량 결정에 참고할 수 있다. 용량은 동물의 계통, 주령 또는 투여경로 등 각종 요인에 따라 다를 수 있으므로 이를 고려해야 한다.

투여량의 상한선은 단회투여독성시험의 최고 용량에 준한다. 그러나 반복투여독성시험에 통합하여 시험하는 경우 시험용량 선정은 달라질 수 있다. 표준조합 1에서는 포유류 세포를 이용한 체외시험 결과가 음성인 경우에 한하여 반복투여독성시험의 용량이 타당하게 선정된 경우에는 이를 시험용량으로 선정할 수 있으며, 표준조합 2에서 유전독성을 평가하기 위한 최고용량은 투여가능최대용량(Maximum Feasible Dose, MFD), 최대가능 노출용량 등을 고려하여 적절하게 선정한다.

 (다) 대조군
음성대조군과 양성대조군을 설정한다. 이러한 대조군은 시험에 사용한 동물의 상태, 시험물질의 투여, 표본의 적절성 등을 포함하여 해당시험이 기술적으로 문제없이 실시된 것인지 여부를 평가하기 위해 중요하다.

음성대조군의 동물에는 시험물질 조제에 이용한 부형제(용매)만을 투여한다. 보통, 수용성 시험물질은 멸균증류수 또는 생리식염수에 용해시키고 난용성의 경우에는 올리브유에 용해 또는 현탁시킨다. 현탁의 경우에는 입자의 크기를 충분히 작게 할 필요가 있다. 소핵의 자연유발율은 마우스의 계통에 따라 다르나 0.2% 내외인 경우가 일반적이다.

양성대조군에 대해서는 이미 알려진 소핵유발물질을 투여한다.

[표 10] 설치류 조혈세포를 이용한 체내 소핵시험의 양성대조물질의 예

양성대조물질	CAS No.
Ethyl methanesulphonate	62-50-0
Methyl methanesulphonate	66-27-3
Ethyl nitrosourea	759-73-9
Mitomycin C	50-07-7
Cyclophosphamide(monohydrate)	50-18-0(6055-19-2)
Triethylenemelamine	51-18-3
Colchicine 또는 Vinblastine - as aueugens	64-86-8 또는 865-21-4

(라) 투여횟수
소핵시험에 있어서 시험물질의 투여횟수는 투여량, 표본채취 시기와 함께 결과를 좌우하는 중요한 조건이다. 투여횟수는 원칙적으로 24시간 간격으로 2회 이상 투여하고, 필요에 따라 1회 투여할 수 있다.

(3) 관찰
소핵이 관찰가능한 시간은 염색체 이상의 경우와 같지만 시험물질 투여 후 표본을 어느 시점에서 채취할지는 시험물질마다 신중히 결정할 필요가 있다. 시험물질 투여 빈도에 따라 다음과 같이 표본 채취 시간을 설정한다. 1) 단회 투여시, 골수의 경우 투여 후 24~48시간 사이에 적절한 간격으로 최소 2회 표본을 채취하고, 말초혈액의 경우 투여 후 36~72시간 사이에 적절한 간격으로 최소 2회 표본을 채취한다. 2) 2회 투여시, 골수의 경우 최종 투여 후 18~24시간 사이에 반드시 1회 표본을 채취하고, 말초혈액의 경우 최종 투여 후 36~48시간 사이에 반드시 1회 표본을 채취한다. 3) 3회 이상 투여시, 골수의 경우 최종 투여 후 24시간 안에 1회 표본을 채취하고, 말초혈액의 경우 최종 투여 후 40시간 안에 1회 표본을 채취한다.
표본의 염색은 Giemsa 염색법 또는 Acridine orange 형광염색법 중 어느 것을 사용해도 좋으나 소핵의 동정 및 미성숙(다염성)적혈구와의 식별에 있어 형광염색법이 용이하다.

소핵관찰시에는 소핵이 식별 가능한 배율의 렌즈를 이용한다. 1개체 당 4,000개 이상의 미성숙(다염성)적혈구를 관찰하고 출현하는 소핵을 가지는 미성숙(다염성)적혈구 수를 기록한다. 골수세포의 증식억제 지표로서 개체 당 골수의 경우 500개 이상, 말초혈액의 경우 2,000개의 전체 적혈구를 관찰하고 전체 적혈구에 대한 미성숙(다염성)적혈구의 비율(%)을 구한다.

(4) 결과판정

 소핵을 가진 미성숙(다염성)적혈구의 수가 1개 이상의 용량에서 음성대조군과 비교하여 통계학적으로 유의성 있게 증가하고, 용량의존적인 증가를 나타내며, 실험실내 축적된 음성대조군 결과 범위를 벗어나는 경우에 양성으로 판정한다. 원칙적으로 개체별 관찰 결과와 군별로 정리한 자료(평균치, 표준편차, 최소치, 최대치)를 표시한다. 통계처리는 음성대조군에서 소핵의 자연출현빈도와 비교하여 유의한 상승이 보이는지 아닌지 또는 용량반응관계가 있는지 없는지를 평가한다. 또한 생체 내 유전독성시험에서 음성의 결과가 나온 경우, 시험물질이 실험동물의 혈액 중에 노출되었는지를 증명하거나 골수 조직에 노출되었는지를 확인하는 것이 바람직하다.

 보고서에는 다음 사항을 포함하도록 한다.

 ○ 동물 종, 계통, 성, 주령, 1군당 마리 수, 체중
 ○ 시험물질의 성상, 용매종류
 ○ 용량의 설정이유
 ○ 투여경로, 투여회수, 투여량, 표본제작시기 및 설정이유
 ○ 음성 및 양성대조군(물질 및 방법)
 ○ 표본작성의 순서, 염색법
 ○ 소핵의 관찰방법
 ○ 소핵을 가지는 다염성적혈구의 출현빈도 및 관찰 세포 수
 ○ 다염성적혈구의 전체 적혈구에 대한 비율(%) 및 관찰 세포 수
 ○ 통계처리법
 ○ 결과의 요약
 ○ 참고문헌

바. 설치류 조혈세포를 이용한 체내 염색체이상시험

본 시험법은 설치류 골수 세포의 염색체 이상을 분석하여, 포유류의 생체내 염색체 이상 유발 가능성을 평가한다. 구조적 염색체 이상은 염색체 혹은 염색분체 이상의 2가지 유형으로 나타난다. 동물들은 적절한 노출 경로로 시험물질에 노출시키고, 중기세포억제제로 처리한다. 골수 세포로부터 염색체 표본을 만들고 염색한 후, 분열 중기 세포에서 염색체 이상을 분석한다.

(1) 실험동물
주로 랫드 사용을 권장한다. 동물 수는 시험군 당 최소 5 마리 이상을 사용하고 시험 전 최소한 5일 이상의 순화기간을 둔다. 암·수 사이에 독성에 대한 감수성 차가 없다고 판단되는 경우 한 가지 성으로 시험하며 일반적으로 수컷을 이용한다. 단, 노출대상이 성 특이성을 야기할 수 있는 물질은 암·수 가운데 적절한 성을 선택하여 사용한다.

(2) 투여방법
 (가) 투여경로
투여경로는 원칙적으로 임상적용경로로 한다.

 (나) 용량단계
시험물질에 대한 독성 정보가 부족할 경우, 시험용량을 선정하기 위한 용량설정예비 시험을 수행할 수 있다. 골수에 독성의 징후를 나타내는 투여량을 최대 투여량으로 하며, 최소한 3 단계의 용량 단계를 포함한다. 비독성 시험물질은 투여기간이 14일 이상인 경우 14일 이상인 경우 1,000 mg/kg/day, 14일 미만인 경우 2,000 mg/kg/day로 한다. 시험물질이 독성을 일으킨다면, 투여되는 최고용량은 최대내성용량(MTD)으로 용량 수준은 최고용량에서부터 독성을 약간 일으키거나 일으키지 않는 용량까지의 범위를 포함하도록 한다. 시험된 모든 용량 수준에서 골수 독성이 관찰될 경우, 추가로 무독성 용량에서의 연구를 시행한다. 또한 반복투여독성시험에 통합하여 시험하는 경우 시험용량 선정은 달라질 수 있는데, 표준조합 1에서는 포유류 세포를 이용한 체외시험 결과가 음성인 경우에 한하여 반복투여독성시험의 용량이 타당하게 선정된 경우에는 이를 시험용량으로 선정할 수 있으며, 후속시험 또는 표준조합 2에서 유전독성을 평가하기 위한 최고용량은 투여가능최대용량(MFD), 최대가능노출용량 등을 고려하여 적절하게 선정한다.

 (다) 대조군
매 시험마다 동시에 수행되는 양성대조군과 음성대조군(용매 또는 부형제)을 포함하여야 한다. 양성대조군은 자연 수준에서 검출될 만한 구조적 염색체 이상을 갖는 세포의 출현 빈도보다 높은 증가를 확실하게 유도하는 물질이어야 하며 목록은 아래 표 11과 같다. 시험군에서 시험물질을 투여하는 데 용매/보조제를 사용한다면 음성대조군에 대해서도 동일한 용매/보조제를 투여한다.

[표 11] 설치류 조혈세포를 이용한 체내 염색체이상시험의 양성대조물질

양성대조물질	CAS No.
Ethyl methanesulphonate	62-50-0
Methyl methanesulphonate	66-27-3
Ethyl nitrosourea	759-73-9
Mitomycin C	50-07-7
Cyclophosphamide (Monohydrate)	50-18-0 (6055-19-2)
Triethylenemelamine	51-18-3

(라) 투여횟수

시험물질은 보통 단회 투여한다. 다량 투여를 위해 분할 투여(하루에 2~3시간 이내로 나누어 2회 이상 처리)도 가능하다. 시험물질이 사료나 음용수에 혼합되는 경우(특히 단일용량), 사료나 음용수의 소비와 표본 채취 사이의 시간 간격에 유의한다. 위관 투여법이나 주사로 한 번에 투여될 수 있는 액체의 최대 부피는 시험 동물의 크기에 따라 다르다. 한 번에 투여될 수 있는 최대량은 동물의 크기에 따라 다르며 100 g당 2 mL를 초과하지 않도록 한다.

(3) 관찰

시험물질 투여 빈도에 따라 다음과 같이 채취시간을 설정한다. 단회 투여시, 투여 후 1.5 정상세포주기 경과 시기에 1차 표본을 만들고, 1차 표본 채취 후 24시간에 2차 표본을 만든다. 2회 이상 투여시, 최종투여 후 약 1.5 정상세포주기 안에 1회 표본을 만든다.

골수 표본을 추출하기 2~5시간 전에 중기세포억제제(예, Colcemid® 또는 colchicine)의 적절한 투여량을 복강 내로 주사한다(마우스에서는 분열중기정지물질 투여 후 3~5시간에 골수 추출). 표본은 맹검법으로 관찰하는 것이 바람직하다.

유사분열 지수는 모든 처리된 동물(양성대조군 포함), 음성대조군(용매 또는 부형제) 동물에 대해서 적어도 동물 당 1,000개 세포에서의 세포독성 측정으로 구한다. Gap을 포함하거나 배제한 구조적 염색체 이상에 대해서 각각의 동물에서 적어도 200개의 중기 세포들을 분석한다. 염색분체 및 염색체 이상은 별도로 기록하고, 절단, 교환 등의 아형 (Sub-type)으로 분류한다. 슬라이드 제작 중 종종 염색체가 손실되거나 중기의 부분적 파괴가 나타날 수 있으므로, 계수된 세포들은 $2n \pm 2$ 이상의 중심립/동원체(Centromere)를 포함해야 한다.

(4) 결과판정

염색체 이상을 가진 분열중기상의 수가 1개 이상의 용량에서 음성대조군과 비교하여 통계학적으로 유의성 있게 증가하고, 용량의존적인 증가를 나타내며, 실험실내 축적된 음성대조군 결과 범위를 벗어나는 경우에 양성으로 판정한다.

보고서에는 다음 사항을 포함하도록 한다.

○ 동물 종, 계통, 성, 주령, 체중
○ 시험물질의 성상, 용매종류
○ 용량 설정 이유
○ 투여경로, 투여회수, 투여량, 표본제작시기 및 설정이유
○ 음성 및 양성대조군(물질 및 방법)
○ 염색체 이상 및 결과의 판정기준
○ 관찰 세포수, 이상세포의 출현율 및 평균치 또는 세포 당 이상수 및 평균치, 용량의존성
○ 통계처리법
○ 결과의 요약
○ 참고문헌

사. 체내 코멧시험

　본 시험은 잠재적 유전독성물질에 노출된 동물(예, 설치류)의 여러 조직에서 분리된 세포 또는 핵 속의 DNA 손상을 평가하는 것이다.

　본 시험법은 생체 내 ADME(흡수, 분포, 대사, 배설)와 DNA 회복 기전 등에 영향을 받을 수 있으며, 이러한 것들은 종간, 조직간, DNA 손상 유형에 따라 다를 수 있음을 고려하여야 한다. 시험방법은 최고용량을 선정하기 위한 용량설정시험과 DNA 손상을 측정하는 본시험으로 나눠진다. 동물은 일반적으로 암수에 상관없이 군당 최소 5마리를 사용하며, 다른 독성시험(예, 반복투여독성시험) 또는 다른 유전독성시험(예, 체내 소핵시험)과 연계하여 수행할 수 있다. 단일세포 또는 핵에서의 DNA 손상 정도는 % tail DNA, tail의 길이, tail moment와 같은 항목을 측정하여 평가할 수 있고, % tail DNA가 결과 평가 및 해석용으로 사용된다.

　(1) 실험동물
　일반적으로 랫드가 사용된다. 그러나 도덕적 및 과학적 측면에서 정당성을 입증한다면 다른 종도 사용 가능하다. 코멧 시험법과 관련하여 성별 간 비교를 위한 암컷 관련 데이터는 거의 없지만, 다른 *in vivo* 유전독성 반응을 보면 암컷과 수컷이 유사하기 때문에 대부분의 연구에서 둘 중 어느 성별이든 사용할 수 있다. 암컷과 수컷 간 차이(예 : 용량설정시험 연구 등에서의 전신독성(systemic toxicity), 대사, 생물학적 이용 가능성의 차이)가 있다면, 2가지 성별 사용을 장려한다. 군 당 동물 수는 1가지 성별 또는 2가지 성별 모두 사용시, 분석 가능한 군 당 최소 5마리를 사용한다는 목표 하에 시험 초기와 숙련도 형성 기간 중 군의 범위를 결정해야 한다(병행 가능한 양성대조군의 경우 5마리 미만). 성별에 특이한 화학물질(예, 의약품)을 인체에 노출할 때, 적절한 성별을 사용하여 수행해야 한다. 동물 수는 적어도 한 군당 5마리 이상의 동물을 이용한다. 그 이유는 자료에 대해 통계학적 유의성을 검정하기 위해 적어도 5마리 이상의 동물 수가 필요하기 때문이다. 암·수 모두를 이용하는 시험을 수행할 필요가 있는 경우에는 한 군당 암·수 각각 5마리 이상을 이용하는 것이 바람직하다.

　(2) 투여방법
　(가) 투여경로
　투여경로는 원칙적으로 임상적용 경로로 한다.

　(나) 용량단계
　용량반응관계를 검토하기 위해 공비 2 또는 3으로 3단계 이상의 용량군을 설정한다. 용량설정시험에서 독성이 있는 시험물질은 최대내성용량(MTD)을 확인하여 최고용량으로 해야 한다. 비독성 시험물질은 14일 이상 투여할 경우 최고 용량은 1,000 mg/kg이며, 14일 미만의 경우 최고 용량은 2,000 mg/kg이다. 또한 반복투여독성시험에 통합하여

시험하는 경우 시험용량 선정은 달라질 수 있는데, 표준조합 1에서는 포유류 세포를 이용한 체외시험 결과가 음성인 경우에 한하여 반복투여독성시험의 용량이 타당하게 선정된 경우에는 이를 시험용량으로 선정할 수 있으며, 표준조합 2에서 유전독성을 평가하기 위한 최고용량은 투여가능최대용량(MFD), 최대가능노출용량 등을 고려하여 적절하게 선정한다.

(다) 대조군

1가지 성별 또는 2가지 성별 모두 사용시, 해당 성별 또는 각 성별에 대해 최소 5마리의 분석 가능한 동물로 구성된 양성대조물질을 처리한 군을 각 시험에 포함해야 한다. 추후 양성대조군의 필요성을 줄이기 위해 적절한 숙련도를 입증해야 할 가능성이 있다. 접촉 지점의 영향을 평가할 때 같은 경로를 사용하는 것이 중요하지만, 시험물질과 동일한 경로로 양성대조군을 투여할 필요는 없다. 시험물질에 대해 모든 대상 조직 내 DNA 절단을 유도하기 위해 양성대조군을 제시해야 하고, Ethyl Methansulfonate가 모든 조직 내에서 DNA 절단을 유발시키기 때문에 양성대조군이 될 가능성이 높다. 본 시험법의 영향과 민감도를 확인하기 위해 양성대조군의 용량을 결정하고, 이를 숙련도 입증 과정에서 실험실이 설정한 용량-반응 곡선에 기초하여 설정할 수 있다. 병행한 양성대조군의 % tail DNA는 해당 동물 종을 위한 표본 채취 시간 및 개별 조직용으로 미리 설정된 시험 범위와 일치해야 한다. 표 12에 양성 대조물질과 (설치류 내) 일부 표적 조직 예시가 명시되어 있다. 과학적 정당성이 입증된다면 표 12에 제시되어 있지 않은 물질도 사용 가능하다.

용매 또는 부형제를 투여한 군과 동일한 방식으로 투여한 음성대조군을 각 시험의 모든 표본 채취 시간과 모든 조직에 대하여 포함해야 한다. 음성대조군의 % tail DNA는 해당 종의 개별 조직 및 표본 채취 시간에 대해 사전에 설정된 자료 범위 내에 있어야 한다. 선택한 부형제가 유해 또는 유전독성을 일으키지 않는다는 사실을 입증하는 대조군 자료가 부재한 상황에서는 전체 시험을 시작하기 전에 투여 횟수 또는 투여 경로에 따라 초기 연구가 이루어져야 하며, 이를 통해 음성대조군의 적합성을 수립할 수 있다.

[표 12] 체내 코멧시험의 양성물질과 (설치류 내) 일부 표적 조직 예시

물질 및 CAS No.	
Ethyl methanesulfonate (CAS RN 62-50-0)	모든 조직용
Ethyl nitrosourea (CAS RN 759-73-9)	간, 위, 십이지장 또는 공장
Methyl methanesulfonate (CAS RN 66-27-3)	간, 위, 십이지장, 또는 공장, 폐 및 BAL 세포, 신장, 방광, 폐, 고환 및 골수/혈액용
N-Methyl-N'-nitro-N-nitrosoguanidine (CAS RN: 70-25-7)	위, 십이지장 또는 공장
1,2-Dimethylhydrazine 2HCl (CAS RN 306-37-6)	위, 창자
N-methyl-N-nitrosourea (CAS RN 684-93-5)	간, 골수, 혈액, 신장, 위, 공장 및 뇌

(라) 투여횟수

2일 이상(즉, 약 24시간 간격으로 2회 이상 처리)의 기간 동안 동물에게 매일 투여해야 하며, 마지막 투여 이후 2~6시간 (또는 Tmax)에 한 번 표본을 수집해야 한다. *in vivo* 코멧과 *in vivo* 소핵시험을 조합하여 수행할 수도 있지만, 다른 유형의 독성 평가에 대한 조직 표본 채취 요건과 코멧 분석용 조직 표본 채취 요건에 있어 마지막 투여 이후 24시간이 지나 이루어지는 채취는 코멧시험에는 적합하지 않다. 다른 투여와 표본 채취 일정을 사용할 경우, 정당성이 입증되어야 한다.

많은 양을 투여하기 위해 시험물질을 나누어 투여할 수도 있다. 즉, 2~3시간 단위로 나누어 동일한 날에 2번 처리한다. 이러한 조건 하에서 마지막 투여 시간을 바탕으로 표본 채취 시간을 선정해야 한다.

(3) 관찰

투여 이후 예상 결과의 점검 시기를 고려하여 가급적 매일 동시에 하루 최소 한번 동물 건강 관련 일반 임상 관찰을 하고 기록해야 한다. 하루에 최소 2번 질병과 사망 여부를 확인하기 위해 모든 동물을 관찰해야 한다.

각 표본(동물 당 조직 당)에 대해 최소 150개의 세포(hedgehog는 제외)를 분석해야 한다. 꼬리가 겹치지 않는 밀도에서 슬라이드의 여러 부분을 관찰해야 하지만 슬라이드 가장자리에서의 계수는 피해야 한다. % tail DNA, tail의 길이 및 tail moment와 같은 독립적 종말점을 통해 코멧 시험에서 DNA 절단을 확인할 수 있다. 그러나 % tail DNA는 결과 평가 및 해석용으로 권고되며, 세포 내 총 DNA 발현 정도 대비 % tail DNA의 발현정도에 의해 결정된다.

코멧 시험법의 양성결과는 유전독성에만 연관되지 않는다. 표적 장기 독성 역시 DNA 이동 증가와 관련이 있을 수 있다. 역으로, 확인된 유전독성물질로 낮은 또는 중간 정도의 세포독성이 종종 확인된다. 따라서 코멧 시험만으로 유전독성에 의한 DNA 이동과 세포독성에 의한 DNA 이동을 분간하는 것이 불가능하다. 그러므로 DNA 이동 증가가 관찰되는 부분에서 세포독성과 관련한 한 가지 이상의 징후를 연구할 것을 권고한다. 세포독성의 증거가 명확히 있는 상태에서의 DNA 이동 증가는 주의하여 해석되어야 한다. 염증, 세포침투, 세포사멸 또는 세포괴사 관련 변화와 같은 관찰 요인들은 DNA 이동 증가와 연관되어 있다. 임상화학 기준의 변화(예 : AST, ALT) 역시 조직 손상에 관한 유용한 정보를 제공할 수 있고, caspase 활성화, TUNEL 염색, Annexin V 염색 등과 같은 추가 징후 역시 고려될 수 있다. Hedgehog는 현미경 상으로 하나의 작거나 존재하지 않는 머리부분과 크게 퍼져있는 꼬리로 구성되어 있는 세포이다. 그러나

hedgehog의 발생 원인은 확실하지 않다. Hedgehog의 모양 때문에 이미지 분석에 의한 % tail DNA 측정은 신뢰할 수 없어서 hedgehog를 따로 평가해야 한다. Hedgehog 발생에 주목하여 보고해야 하며, 시험물질에서 기인한 것으로 간주되는 모든 관련 증가 현상을 주의깊게 연구하고 해석해야 한다. 시험물질의 잠재적 이동 방식에 관한 정보가 도움이 될 수 있다.

(4) 결과판정

각 슬라이드에 대한 중간치 % tail DNA값을 결정하고 각 동물에 대한 중간치 값의 평균을 계산할 것을 권고한다. % tail DNA값이 적어도 병행한 음성대조군과 비교하여 1가지 용량에서 통계적으로 유의한 증가 현상을 보이고, 용량-의존적으로 증가하고, 주어진 동물 종, 부형제, 투여경로, 조직 및 투여 횟수에 대해 어떠한 시험 결과이든 축적된 음성대조군 자료의 분포 밖에 존재하는 경우에 명확한 양성으로 판정하며 모든 기준이 충족된다면 시험물질은 본 시험 조건에서 조직 내 DNA 손상을 일으킬 수 있는 것으로 간주한다.

보고서에는 다음 사항을 포함하도록 한다.

○ 동물 종, 마리 수, 계통, 성, 주령, 체중
○ 시험물질의 성상, 용매종류
○ 용량의 설정이유
○ 투여경로, 투여회수, 투여량, 표본제작시기 및 설정이유
○ 음성 및 양성대조군(물질 및 방법)
○ 전기영동 조건, 사용된 염색방법
○ 코멧을 평가하고 측정하는 방법
○ 용량-반응 관계, 각 장기/동물에 대한 % tail DNA, 슬라이드 당 중간값
○ 통계처리법
○ 결과의 요약
○ 참고문헌

3. 평가방법

가. 시험관 내(*in vitro*) 시험결과의 평가

in vitro 시험에 있어서 양성결과가 얻어진 경우에는 그 결과의 생물학적 타당성에 대해서 다음과 같은 내용을 충분히 고려할 필요가 있다.

① 시험군의 결과가 음성대조군과 유의성 있는 차이가 있어도 시험기관의 배경 데이터(historical backgroud data)와 비교하여 그 값이 배경 데이터의 범위 내에 포함되는 것은 아닌가?
② 시험물질과 연관된 농도상관성이 있는가?
③ 분명하지 않은 애매한 결과가 얻어진 경우에는 재현성이 관찰되는가?
④ *in vitro* 특유의 대사경로 혹은 대사산물이 양성결과에 영향을 미칠 가능성이 있는가?
⑤ 고농도의 시험물질에 의한 pH나 삼투압의 변화, 혹은 시험물질의 석출(특히 부유세포 배양의 경우) 등 실험조건하에서 얻어진 결과로 생체 내에서는 일어나기 어려운 환경조건은 아닌가?
⑥ 포유류 세포를 이용하는 시험에서는 극히 낮은 세포생존율을 나타내는 농도에 대해서만 보이는 반응은 아닌가?
⑦ 양성반응이 불순물에 기인할 가능성은 없는가? (예를 들어 화학구조로부터는 양성결과가 예상되지 않는 경우, 매우 미약한 양성반응인 경우 등)
⑧ 유사화합물에 있어서 동일한 결과가 확인되어 있는가?

in vitro 시험에 있어서 음성결과가 얻어진 경우에도 화학구조가 이미 알려진 돌연변이 유발물질과 유사하고 돌연변이의 평가가 표준시험으로 이루어지지 않았다면, 그 밖의 시험방법(예를 들어 대사활성화법 등) 또는 그 밖의 시험계를 이용할 필요성에 대해서 고려하여야 한다.

나. 생체 내(*in vivo*) 시험결과의 평가

가장 적절한 *in vivo* 시험으로서 받아들여지고 있는 것은 설치류의 골수 또는 말초혈액을 이용하는 소핵시험 또는 염색체이상시험이다. *in vitro* 시험에서 음성결과일 경우에는 1종류의 *in vivo* 시험 실시만으로 충분하다. 1개 이상의 *in vitro* 시험에서 생물학적으로 유의성 있는 양성결과일 경우에는 골수나 말초혈액을 이용하는 시험에 추가하여 그 밖의 조직을 이용한 *in vivo* 시험의 실시를 검토할 필요가 있다. 이 경우에는 *in vitro* 시험에서의 양성결과가 유전자돌연변이인가 염색체이상인가를 기초로 유전독성의 지표를 결정하고, *in vivo*에서의 표적장기 데이터를 참고하여 추가할 *in vivo*시험의 대상조직을 선택하여야 한다.

유전독성은 *in vitro* 시험계와 *in vivo* 시험계가 각각 장점과 단점이 있기 때문에 두 가지 시험계를 조합하여 평가한다. 어느 한 가지 시험에서 양성결과가 나타나도 바로 사람에 대하여 유해성을 나타낸다는 것은 아니다. 또한 *in vitro* 시험결과와 *in vivo* 시험결과가 반드시 일치하는 것은 아니다. 이러한 경우에는 위에서 언급한 사항을 참고로 하여 그 이유에 대하여 고려하고 필요에 따라서 그 이유를 명기함이 바람직하다.

다. 표적장기에서의 시험물질 노출 증명

in vitro 시험에서 확실하게 양성결과가 나타났음에도 불구하고 *in vivo* 시험에서 음성결과인 경우가 있다. 이런 경우에는 표적장기에 시험물질이 충분히 도달하지 못하여 비록, *in vitro*에서 명확한 양성결과를 나타나도 *in vivo*에서는 음성결과가 나타나게 된다. 이와 같이 표적장기에서의 시험물질의 노출을 증명하는 것은 *in vivo* 시험결과 평가에 중요하다. *in vitro* 시험에서 양성결과가 얻어지고 *in vivo* 시험에서 음성결과가 얻어지는 경우에는 다음 중 어느 하나의 방법을 이용하여 표적장기에서의 시험물질 노출에 관한 정보를 얻어야 한다.

① 해당시험의 용량과 표본제작시기의 조건을 동일하게 하여 소핵시험에서는 총적혈구에 대한 다염성적혈구의 비율, 염색체이상시험에서는 분열지수를 계측하여, 표적장기로의 시험물질의 노출을 확인한다.
② 혈액 또는 혈장 내의 시험물질 또는 대사물질 농도로 생체이용율을 확인한다.
③ 골수 중에서 시험물질 또는 그 대사물질을 직접 측정한다.
④ Autoradiography로 표적장기에서의 시험물질 노출을 평가한다.

또한 ②~④의 방법은 가능한 한 해당시험에 이용한 것과 동일한 동물종, 계통, 투여경로 및 최고용량(혹은 타당성이 있는 용량)을 이용하여 수행하여야 한다. *in vitro* 시험과 *in vivo* 시험이 모두 음성인 경우에도 상기의 방법 중 하나를 이용하여 표적장기에서의 시험물질 노출에 관한 정보를 얻을 수 있으나 설치류를 이용한 일반적인 ADME(흡수, 분포, 대사, 배설)시험의 결과로부터 유추해도 좋다.

라. 생식세포에서 유전독성물질의 검출

지금까지의 보고에 의하면 생식세포에서 유전독성을 나타내는 화합물의 대부분은 체세포를 이용한 *in vivo* 시험에서 정성적으로 검출할 수 있음을 보여준다. 따라서 *in vivo* 시험에서 음성의 결과가 얻어진 경우에는 대체로 생식세포에 대한 작용도 없는 것으로 판단된다.

제 5 장

항원성시험

제 5 장 항원성시험
(Antigenicity study)

Ⅰ. 아나필락시스 반응시험

1. 개요

본 기준에서는 의약품의 항원성, 특히 인체에 대해서 페니실린 쇼크와 같은 심각한 부작용 및 독성을 유발할 가능성이 있는 의약품을 검색하기 위한 동물시험법을 제시하고 있다.

항원성시험은 전신적으로 투여되는 약물로서 고분자물질, 단백질의약품인 경우와 저분자물질이라 하더라도 합텐으로서 작용할 가능성이 있는 경우(예: 페니실린, 설폰아마이드계) 실시한다. 또한 제제가 유효성분 외에 새로운 첨가 성분(부형제, 안정화제 등)을 함유한 경우에는 이들 첨가제에 대해서도 본 기준에 준하여 항원성시험을 실시할 필요가 있다.

아나필락시스 반응의 평가방법으로는 기니픽을 이용한 아나필락시스 쇼크 반응시험 또는 마우스-랫드의 이종 수동 피부 아나필락시스 반응시험이 권장된다. β-락탐계 항생물질의 경우 교차반응성이 검토되어야 하며 약효 및 구조가 유사하여 교차반응성이 예상되는 기타 화합물도 검토할 필요가 있다.

혈중 항체가가 아주 높을 때에는 아나필락시스 쇼크 반응시험과 수동 피부 아나필락시스 반응시험에서 모두 양성반응을 나타내지만, 혈중 항체가가 낮으면 수동 피부 아나필락시스 반응시험에서는 음성반응을 나타내면서 아나필락시스 쇼크 반응시험에서 양성반응을 나타낼 수 있으므로 두 시험을 모두 실시할 필요가 있다.

아나필락시스 쇼크 반응시험에서 5마리 중 1마리가 양성반응을 나타낸 경우 도는 수동 피부 아나팔락시스 반응시험에서 2마리 중 1마리가 양성반응을 나타낸 경우 의약품의 안전성 평가라는 관점에서 양성으로 판정한다.

2. 시험방법

가. 대상물질

시험물질이 입자상으로 존재하더라도 생체는 면역반응을 나타내기 때문에 난용성 물질이라고 하여 항원성시험을 할 수 없는 이유가 되지 않는다. 감작시에는 용해할 수 없는 시험물질이라도 투여가 가능하지만 야기시에는 I형 알레르기의 발현을 목적으로 하는 한, 단시간에 일정농도의 약물을 혈중에 주입할 필요가 있기 때문에 생체에 악영향을 미치지 않는 적당한 용매를 써서 용해할 필요가 있다. 용매의 영향이 강한 경우에는 시험물질의 농도를 높이는 등 용매 투여량을 최소화할 필요가 있다.

미립자를 정맥주사하면 콜로이드성 쇼크(colloid shock)를 일으킬 수 있으므로 시험과 무관한 동물에 정맥주사하여 쇼크가 야기되지 않는 양을 확인하고 시험동물에 투여하여야 한다. pH를 바꾸거나 용액상태로 장시간 방치함으로써 단백질과 결합이 성립하는 시험물질의 경우 시험물질-단백질 결합물을 항원의 하나로써 시험할 필요가 있다. 시험대상 의약품이 면역계에 대해서 억제작용이 있는 경우 면역계에 억제작용을 나타내지 않는 용량군을 추가로 설정하는 것이 바람직하며 야기시에 사용하는 용량이 어느 정도 항원-항체반응을 억제하는가를 검토할 필요가 있다.

시험물질-단백질 결합물을 만들 때 사용하는 운반체단백질(carrier protein)은 교차성이 없는 것을 선택한다. 단백질 결합물을 사용한 시험에서 아나필락시스 반응이 음성일 때 어떠한 시험물질-단백질 결합물을 사용해서 실험했는지가 결과를 평가하는데 중요하기 때문에 운반체단백질 한 분자 당 대략의 시험물질의 결합수를 측정할 필요가 있다. 시험물질의 결합수는 자외선흡수 및 아미노산분석 등에 의해 측정할 수 있다. 시험물질-단백질 결합물을 동결건조하는 경우 용해성이 저하될 수 있는데 이 경우에는 동결건조하지 말고 용액상태로 보존하여 사용하면 좋다. 시험물질-단백질 결합물이 용해가 잘 되지 않는 경우에는 두 종류의 시험물질-단백질 결합물을 제조해서 용해성이 좋은 것을 야기용으로 사용하는 것도 한 가지 방법이며 단백질 한 분자당 시험물질의 결합수를 감소시킴으로써 용해성이 해결될 수 있다.

기니픽을 사용한 아나필락시스 쇼크 반응시험 및 수동 피부 아나필락시스 반응시험에 있어서 그 감작에 적합한 주사부위로써 ① 등부위 1곳 피하 투여, ② 등부위 피하 분할 투여, ③ 근육내 및 등부위 피하 분할 투여, ④ 발바닥의 피하 투여를 비교했을 때 ①의 방법이 항체 생산 속도와 군내 항체가의 편차가 적어 감작시의 투여방법으로 적당하다. 또한 BSA(Bovine Serum Albumin)와 페니실린을 써서 검토한 결과 2주 간격으로 2회 이상 주사하고 최종 감작 후 2주째 채혈했을 때 최대 혈중 항체가를 나타냈다.

감작항원으로 사용되는 시험물질에 대한 안정성, 균일성 및 농도분석은 필요하다. 양성대조물질도 시험물질과 동일하게 용매 중에서의 농도확인, 균일성 및 안정성의 측정이 필요하다. 그러나 분석방법이 불명확한 경우나 기타의 이유로 측정을 할 수 없을 경우에는 사유를 명시한다.

나. 투여경로

시험물질은 일반적으로 면역보조제에 혼합하여 주사하며 필요에 따라 시험물질만을 임상적용경로 또는 적절한 경로로 투여한다. 양성대조물질은 시험물질의 투여경로에 준한다. 임상적용경로가 경구인 경우 시험물질만을 경구 또는 피하 투여에 의해 감작하는 경우가 많다. 면역보조제는 각기 특성이 다르므로 시험에 사용되는 동물과 유도하고 싶은 항체 생산계에 적합한 면역보조제를 선택해야 한다.

다. 아나필락시스 쇼크 반응시험

(1) 실험동물

체중 300 g 이상인 4~8주령의 건강한 기니픽 암·수 모두를 사용할 수 있다. 원칙적으로 1군당 5마리 이상을 사용하는 것이 바람직하다.

(2) 투여방법

(가) 감작

감작하는 시험물질의 양은 원칙적으로 최대 임상용량 이상을 저용량으로 하고 고용량은 저용량의 수배량을 투여하나, 고분자물질일 경우 개체당 1~10 ㎎ 정도를 사용한다. 시험물질-단백질 결합물의 경우는 일반적으로 개체당 단백질량으로 1~10 ㎎ 정도를 사용하며 양성대조군의 투여량은 시험물질의 투여량과 반드시 일치하지 않아도 된다.

면역보조제를 사용하지 않는 시험군에는 시험물질을 단독으로 피하, 복강내 또는 임상경로에 준하여 반복투여(주 2-3회, 2-4주 간)하여 감작한다. 면역보조제를 사용하는 시험군은 적당한 면역보조제와 혼합하여 피하, 복강내, 또는 피내에 적절한 간격(1-3주)으로 3회 이상 반복투여하여 감작한다. 기니픽의 정맥 내 투여방법에는 전지 및 후지의 정중피정맥, 이개(耳介)정맥, 음경정맥, 후지의 후복대정맥 등이 이용된다.

(나) 야기

시험물질 또는 시험물질-단백질 결합물로 감작시킨 동물에 야기 항원으로서 시험물질 또는 시험물질-단백질 결합물을 최종감작 1~3주 후에 정맥 내 주사하여 주사직후부터 아나필락시스 증상의 발현을 관찰한다. 현재까지 정맥 내 투여 이외의 아나필락시스 쇼크 반응 유발은 확립되어 있지 않으므로 시험물질이 불용성 혹은 난용성이어서 정맥 내 주사를 할 수 없는 경우에도 최대한 용해하여 가능한 한 정맥 내로 투여를 한다.

야기 항원량은 원칙적으로 감작에 이용한 저용량의 수배로 한다. 시험물질-단백질 결합물의 경우는 개체 당 단백질량으로써 1~10 ㎎ 정도를 사용한다. 야기용량은 시험물질의 경우 이론적으로는 독성증상이 확실히 나타나지 않는 최대용량을 사용하면 좋다고 생각하지만 독성이 낮은 물질의 경우에는 이러한 야기용량 설정이 적당하지 않을 수 있다. 따라서 일정한 상한용량(10 또는 100 mg/마리)을 설정해서 최대 내성용량으로 야기하는 것이 권장된다.

(3) 관찰 및 판정

야기항원 주사 직후부터 아나필락시스 증상 발현 유무를 관찰·기록하며 아나필락시스 쇼크반응의 판정기준 및 평가방법은 다음과 같다.

[표 13] 아나필락시스 쇼크 반응시험 판정기준

관찰 항목	1. 불안(Restlessness) 2. 기모(Piloerection) 3. 진전(Tremor) 4. 코를 문지르거나 핥음(Rubbing or licking nose) 5. 재채기(Sneezing) 6. 기침(Coughing) 7. 과호흡(Hyperpnea) 8. 배뇨(Urination) 9. 배변(Evacuation) 10. 유루(Lacrimation) 11. 호흡곤란(Dyspnea) 12. 찍찍거리는 소리(Rhonchus) 13. 청색증(Cyanosis) 14. 보행불안(Staggering gait) 15. 도약(Jumping) 16. 헐떡거리고 몸부림침(Gasping and writhing) 17. 경련(Convulsion) 18. 횡와(Side position) 19. Cheyne-Stokes 호흡(Cheyne-Stokes respiration) 20. 사망(Death)
평가 방법	[-] Asymptomatic : 무증상 [±] Mild : 1-4의 증상 [+] Moderate : 1-10의 증상 [++] Severe : 1-19의 증상 [+++] Death : 사망

라. 수동 피부 아나필락시스 반응시험
　(1) 동종(기니픽-기니픽) 피부 아나필락시스 반응시험
　　(가) 항혈청제조
　아나필락시스 쇼크 반응시험에서 감작시킨 기니픽으로부터 최종감작 1~3주 후 채혈하고 개체별로 분리된 혈청을 사용한다. 혈청을 여러 가지 공비로(2, 3, 4, 5, 10배 등) 단계적으로 희석하여 항체가를 구하는 것이 일반적인데 공비를 적게 취하면 종말점을 구하기 위한 항체가의 수가 증가하여 사용동물 수, 제모의 범위, 주사 간격 등이 복잡하지만 정밀한 항체가를 얻을 수 있으며 대조물질과 항체가를 비교하는 데 편리하다. 공비가 큰 경우 조작은 편리하나 비교 시 어려움이 있다. 따라서 특별히 권장할 수 있는 공비는 없으며 시험물질의 특성에 따라서 시험자가 희석단계를 선택하는 것이 좋다.

　　(나) 실험동물
　기니픽을 사용하며 한 혈청 당 1마리를 사용할 경우 개체차를 무시할 수 없기 때문에 원칙적으로 각 혈청 당 2~3마리를 사용한다. 성차, 주령과 관련된 피부반응성의 차이는 상세히 검토된 것은 없지만 특별한 영향은 없는 것으로 사료되며 4~10주령의 암수 모두가 사용될 수 있다. 일반적으로 주령이 많은 동물이 피내 투여 부위를 많이 취할 수 있으며, 너무 어리면 비특이적인 색소누출이 일어나기 쉽기 때문에 6~10주령 정도의 것이 많이 사용된다. 성별에 있어서는 정맥 내 투여 시 음경정맥을 사용할 수 있기 때문에 수컷을 이용하는 경우가 많다. 아나필락시스 쇼크 반응시험과 병행하여 시험을 할 경우 감작이 완료된 동물에서 채혈이 필요하게 된다. 일반적으로 사용되는 채혈부위는 심장 및 안와정맥총이며 경정맥, 전지정맥 등에서도 채혈이 가능하다.

　　(다) 투여방법
　　　① 감작
　개체별로 분리된 혈청을 생리식염수로 적당히 희석하여 이 희석액을 기니픽의 등에 부위 당 50 또는 100 µL씩 피내 주사한다.
　　　② 야기
　피내 주사 후 24시간 후에 시험물질 또는 시험물질-단백질 결합물과 Evans blue를 혼합하여 정맥내로 주사한다. 일반적으로 Evans blue의 투여량은 한 마리당 2~10 mg 정도가 사용된다. 야기용량은 확실한 독성 증상이 나타나지 않는 최대용량을 사용하는 것이 바람직하나 보통 한 마리당 1~100 mg의 용량을 사용한다. 시험물질-단백질 결합물의 경우는 한 마리당 1~10 mg 정도가 흔히 사용되고 있다.

　　(라) 관찰 및 판정
　야기 주사 30분 후에 청색반점을 측정하고 그 크기로 판정한다. 수동 피부 아나필락시스 반응의 판정방법은 청색반점의 직경(장경과 단경의 평균)이 5 ㎜이상일 때 양성으로

판정한다. 양성반응을 나타내는 희석혈청의 최대 희석배수를 수동 피부 아나필락시스 반응(PCA)의 항체가로 한다.

(2) 이종(마우스-랫드)수동 피부 아나필락시스 반응시험
 (가) 항혈청제조 및 실험동물

항혈청 제조에 사용하는 마우스는 C57BL/6계 또는 적당한 근교계 마우스로 보통 5주령 이상을 암수 구별 없이 사용하며 원칙적으로 한 군당 5마리 이상을 사용한다. 혈청 채취를 위한 감작량은 개체당 적당한 양을 사용하며 감작 스케줄은 시험물질의 성질 혹은 종류에 따라 다르다. 양성대조물질의 투여량은 시험물질의 투여량과 반드시 일치할 필요는 없다. 감작시 단백질 유래 시험물질은 일반적으로 한 마리당 1~100 µg 정도의 용량이 이용된다.

 (나) 혈청채취

마우스에서 최종감작 1~3 주 후 채혈하여 혈청을 분리하거나 혈액을 사용한다. 양성반응이 나타날 경우 각 개체의 혈청을 혼합하여 사용하면 검출감도가 낮아지므로 각 개체별로 혈청을 채취할 필요가 있다.

 (다) 투여방법
  ① 감작

이종 수동 피부 아나필락시스 반응시험에서는 항혈청 감작시 랫드를 사용하고, 8주령 이상의 암·수 모두 사용되며 한 혈청에 대해서 2~3 마리를 사용한다. 마우스에서 채취한 혈청을 생리식염수로 적당히 희석하여 이 희석액 50~100 µl씩을 랫드의 등부위에 피내 주사한다.
  ② 야기

피내주사 후 24시간 후에 시험물질 또는 시험물질-단백질 결합물과 Evans blue를 투여 직전 혼합하여 정맥 내로 투여한다.

 (라) 관찰 및 판정

야기 주사 30분 후 청색반점의 직경을 측정하여 그 크기로 판정한다. 피부를 박리해서 이면을 판정하는 방법이 일반적으로 행하여지고 있으며, 청색반점의 직경(장경과 단경의 평균)이 5 mm이상을 양성으로 판정한다. 이때 양성반응을 나타내는 희석혈청의 최대희석배수를 수동 피부 아나필락시스 반응(PCA)의 항체가로 한다.

II. 피부 감작성 시험

1. 개요

피부 감작성 시험은 피부 외용제로 사용되는 의약품의 피부 접촉으로 인한 감작성을 예측하기 위한 것으로써 다른 경로, 예를 들어 경구투여 또는 흡입 노출시의 감작성을 검출하려는 것은 아니다. 피부 감작성시험은 면역 보조제를 사용하는 시험과 사용하지 않는 시험으로 구분할 수 있다.

면역보조제를 사용하는 시험법은 동물에서의 감수성을 높여 저감작성 물질의 검증을 가능하게 하며 인간에서의 위험성 검출감도를 높이려는 목적으로 사용된다. 면역보조제를 이용하는 시험법으로는 Maximization Test, Adjuvant and Patch Test, Freund's Complete Adjuvant Test, Optimization Test, Split Adjuvant Test가 있다.

일반적으로 면역보조제를 사용하지 않는 시험법은 면역보조제를 이용하는 시험법에서 얻어지는 양성소견을 재확인하기 위해서 이용되는 시험법이며, Draize Test, Buehler Test, Open Epicutaneous Test가 있다.

「의약품등의 독성시험기준」(식품의약품안전처 고시)은 Maximization Test를 기준으로 설명되어 있는데 일반적으로 Maximization Test가 가장 민감한 시험법으로 생각되기 때문에 상세하게 기술하였고 다른 7가지 시험법을 예시하였다. 그러나 기준에 있는 모든 시험법을 이용해도 좋다.

시험물질의 감작성 평가는 단계적으로 실시하는 것이 이상적이다. 즉, 제 1단계는 시험물질의 성질을 확인하기 위하여 면역보조제를 이용하는 5가지 시험법 중 하나를 실시하고, 여기에서 양성반응을 얻은 경우 제 2단계로써 기지 물질과 비교하거나 면역보조제를 사용하지 않는 시험법으로 검색한다면 감작의 강도를 알 수 있다.

원칙적으로 시험물질을 실험동물에 감작시키고, 그 후 약 2주간의 휴지기를 가진 다음 시험물질을 사용하여 다시 야기함으로써 과민성반응의 특성여부를 조사하는 데 감작성 유무는 각 시험군과 대조군의 야기에 의한 피부반응을 비교함으로써 판단된다. 아울러 각각의 시험법에는 특징 또는 장단점이 있기 때문에 이것들을 숙지해서 적절한 시험법을 선택하는 것이 바람직하다.

2. 시험방법

다음의 시험법은 많은 연구실에서 사용하고 있거나 기술적으로 잘 확립되어 있어 실험결과의 재현성이 높다고 알려져 있다. 원칙적으로 각 시험법의 문헌을 참고로 하였지만 그 중에서는 변형된 것도 있다.

① Adjuvant and patch Test
: 이 시험법은 시험물질을 피내 주사할 수 없는 경우에 이용되는 방법으로 FCA(Freund's Complete Adjuvant)를 피내주사하고 찰과시킨 피부에 시험물질을 폐색첩포하여 감작시키고 야기는 개방도포로 한다.

② Buehler Test
: 이 시험법은 시험물질을 폐색첩포로 감작하고 야기도 폐색첩포로 행한다. 따라서 시험물질의 투과성을 높이고 증산을 방지할 수가 있다.

③ Draizs Test법
: 이 시험법은 시험물질의 희석액을 피내주사해서 감작시키며 야기도 피내주사로 하는 것이 특징이다.

④ Freund's Complete Adjuvant Test
: 이 시험법은 FCA와 증류수의 동량혼합액에 시험물질을 혼화시켜 피내주사하는 방법이다.

⑤ Maximization Test
: 이 시험법은 감작기간 중에 FCA(피내주사) 및 라우릴황산나트륨(폐색첩포)을 병용하는 것이 특징이다.

⑥ Open Epicutaneous Test
: 이 시험법은 사람에 이용되는 상태와 같이 시험물질을 반복해서 국소 도포하는 방법이다.

⑦ Optimization Test
: 이 시험법은 Draize Test와 아주 유사한 방법이나 감작시에는 FCA를 사용하고 야기시에는 피내주사와 폐색첩포를 모두 사용한다.

⑧ Split Adjuvant Test
: 이 시험법은 드라이아이스 접촉에 의한 피부손상과 면역보조제로서 FCA를 이용하는 방법으로 시험물질을 폐색첩포한다.

이들 어떤 방법도 실험결과만으로는 사람에서의 피부감작성을 완전하게 예측할 수 없지만 인간에게 외삽할 경우의 중요한 정보를 얻을 수 있다고 생각된다.

양성대조물질은 사용동물의 감도 및 시험물질의 감작성 강도의 비교에 필요하다.

가. 실험동물

실험동물의 선택에 있어서는 감수성이 높은 동물을 이용하는 것이 원칙이지만 예시한 시험법에서는 모두 기니픽이 사용된다. 암컷 또는 수컷 동물을 사용할 수 있지만 암컷의 경우 임신하지 않은 동물 또는 임신 경험이 없는 것을 사용한다. 기니픽이 선택된 것은 여러 종류의 시험물질에 대해 사람과 비슷한 반응을 나타낸다고 알려져 있고 풍부한 기초자료가 축척되어 있다는 것이 가장 큰 이유이다.

이 시험에서 사용되는 동물 수는 시험군(시험물질 감작군), 각 대조군(양성대조군 및 용매대조군) 모두 최소한으로 한다. 따라서 동물 수를 감소하는 것에 의해 실험결과에 영향이 있다고 여겨질 경우 적당히 동물 수를 증가시킬 필요가 있다. 동물 수는 각 군 5마리 이상이 필요하다.

동물은 무작위로 각 군에 분배하도록 한다. 시험물질 투여 전에 처치부위의 털을 제거한다. 실험조건에 따라 결과가 다를 수 있으므로 조건설정에 충분한 주의를 기울인다.

나. 투여방법

① 시험물질이 고형제일 경우 증류수 또는 적절한 용매에 습윤시켜 균일하게 적용하며 반고형제 및 액제의 경우 희석하지 않고 사용한다. 에어로졸제는 필요에 따라 희석하여 사용한다.
② 1차 감작 : 제모한 시험동물의 등부위 피부(약 2×4 cm)에 다음과 같은 3종의 시료를 좌우 대칭으로 피내주사한다.

○ 증류수(또는 생리식염수)와 FCA의 유화물(1:1 혼합물)
○ 시험물질
○ 시험물질과 FCA의 유화물(1:1 혼합물)

③ 2차 감작 : 1차 감작 1주 후 시험물질을 피내주사했던 부위에 시험물질을 포함하는 패취(2×4 cm)를 부착하여 48시간동안 폐색첩포한다.
④ 야기 : 폐색첩포 2주 후 시험동물의 등부위 혹은 측복부(감작부위와는 다른 부위여야함)를 제모하고 시험물질을 포함하는 패취(2×2 cm)를 부착하여 24시간동안 폐색첩포하여 야기시킨다.

다. 관찰

체중은 적어도 시험개시 및 종료 시 측정한다. 감작기간 중에는 피부의 자극성 발현 여부를 관찰한다. 감작 성립의 판정은 야기 후 24시간 및 48시간에서의 피부반응을 관찰하도록 정해져 있으며 각 방법의 판정법에 따른다. 확인된 피부반응 및 이상소견은 반드시 기록해 놓는다.

라. 판정

실험결과는 각 관찰시기에 있어 개개 동물의 피부반응을 명확하게 알 수 있도록 표 등으로 정리하는 것이 좋다. 실험결과를 보고할 때는 다음 사항이 포함되도록 한다.

① 사용한 기니픽의 계통
② 사용동물의 수, 주령, 성별
③ 시험개시 및 종료 시의 개별 체중
④ 동물에서 나타나는 모든 반응, 채점법을 사용하는 경우는 상세한 사항
⑤ 결과의 평가 및 고찰

시험물질의 피부감작성은 시험군과 각 대조군의 반응을 기초로 하여 평가한다. 시험결과를 해석할 경우에는 그 시험물질의 피부감작성에 대해 평가하여야 하며, 기본적으로 각 시험법의 판정법에 준해서 판정한다. 만약 피부반응에 대해 그 발생률을 평가할 필요가 있을 경우에는 동물 수를 증가시켜 적절한 통계적 방법을 이용하는 것이 좋다. 주의해야 할 점은 예시된 모든 방법이 사람에서의 감작성에 대해 명확히 예측하기에 충분하지 않다는 것이다. 따라서 앞에서 기술한 바와 같이 어떤 시험물질의 감작성을 평가함에 있어 면역보조제를 이용하는 방법 중 하나를 실시하여 이 시험결과로부터 우선 감작성 유무를 판정하고 양성반응이 나타난 경우, 이 시험물질의 실제적인 위험성을 평가하고 분류할 목적으로 면역보조제를 이용하지 않는 방법 중 하나를 추가해서 수행하는 것이 이상적일 것이다.

제6장

면역독성시험

제 6 장 면역독성시험
(Immunotoxicity study)

1. 개요

「의약품등의 독성시험기준」(식품의약품안전처 고시)에서의 면역독성은 의도하지 않은 면역억제 또는 면역증강으로 정의하고, 의약품에 의해 유도되는 과민반응 및 자가면역 반응은 제외한다. 또한, 각각의 면역독성시험을 어떻게 수행할 것인지의 구체적인 지침은 이 독성시험기준의 범위에 해당하지 않는다.

의약품의 잠재적 면역독성을 유발할 수 있는 요소들을 확인할 수 있는 항목은 다음과 같다.

① 반복투여독성시험의 결과들
② 면역기능에 영향을 줄 수 있는 의약품의 약리학적 특성 (예, 항염증약)
③ 의약품을 투여할 대상 환자의 대다수가 질병상태 또는 병용요법에 의해 면역력이 약화된 경우
④ 이미 알려진 면역조절제제와의 구조적 유사성
⑤ 의약품 본래의 성질 (모약물 및 그 대사체가 면역계 세포에 고농도로 잔류하는 경우)
⑥ 면역독성을 암시하는 임상정보

면역독성 가능성을 처음 확인할 수 있는 것은 초기 단기시험부터 장기간의 반복투여 독성시험까지 설치류 및 비설치류에서 얻은 데이터이며, 고려해야 할 징후들은 다음과 같다.

○ 백혈구, 과립백혈구, 림프구의 감소 및 증가와 같은 혈액학적 변화
○ 면역계통 장기의 중량 또는 조직학적 변화(예: 흉선, 비장, 림프절 또는 골수)
○ 간이나 신장독성에 의하지 않은 혈청 글로불린 변화
○ 감염의 발생빈도 증가
○ 유전독성, 호르몬 효과 또는 간 효소 유도와 같이 다른 타당한 원인이 없는 종양 발생의 증가

위에 기술한 모든 요소들에 의한 정보를 가지고 면역독성시험이 필요한지 검토를 수행 해야하며, 고려해야 할 이유가 명확하면 의약품의 면역독성 가능성을 확인하기 위해 면역독성시험을 수행해야 한다.

2. 시험방법

의약품으로 유도된 면역독성을 평가하기 위하여 일반적으로 인정되는 설치류 시험설계는 28일 반복투여독성시험이다. 면역독성시험에 사용되는 실험동물 종, 계통, 투여량, 시험기간, 투여경로 등은 면역계의 부작용이 관찰된 반복투여독성시험에 사용된 방법과 가능한 한 일치되어야 한다. 이러한 시험들은 영장류를 제외하고 보통 양성 (Both sexes) 모두가 대상이 되어야 한다. 다른 종에서 한 가지 성으로 실험할 경우에는 해당 근거가 제시되어야 한다. 다음 표는 면역독성 징후에 대한 반복투여독성시험에서 평가되어야 하는 지표들을 나열하였다.

[표 14] 반복투여독성시험에서 평가되어야 하는 면역독성 지표

지표	특이 요소
혈액학적 분석	총 백혈구 수 및 절대 백혈구 감별계수
임상화학	글로불린 수치1, A/G 비율
육안적 병리	림프기관/조직
장기 무게	흉선, 비장(선택사항: 림프절)
조직학	흉선, 비장, 유출 림프절 및 적어도 하나의 추가적인 림프절, 골수2, 파이판3, BALT4, NALT4

① 원인을 알 수 없이 글로불린 수치가 변하는 경우 면역글로불린의 측정을 요구할 수 있다.
② 말초 혈액 세포주 또는 조직병리학적 소견에 설명되지 않는 이상이 있는 경우 골수의 세포학적 평가가 적절하였음을 제시해야 한다.
③ 경구 투여에 한함
④ 흡입 또는 비강투여에 한함
    BALT: 기관지 연관 림프조직
    NALT: 비강 연관 림프조직

면역독성 가능성을 제시하는 반복투여독성시험에서 관찰된 면역학적 변화의 성질 및 의약품 투여군에서 발생되는 고려사항에 따라 시험방법을 선정하는 것을 추천한다.

시험방법은 다음과 같다.

가. 세포매개성 면역시험
 (1) Concanavalin A, phytohemagglutinin 및 특이항원에 대한 세포 유약화 시험
 (2) 혼합 백혈구 배양시험
 (3) 난백알부민, tuberculin, Listeria 등 T 림프구 의존 항원에 의한 지연형 과민반응시험

나. 체액성 면역시험
 (1) 비장세포의 플라그 형성시험
 (2) T 림프구 의존성 항원에 대한 항체의 혈중농도 시험
 (3) T 림프구 비의존성 항원인 lipopolysaccharide에 대한 항체의 혈중농도 시험
 (4) Lipopolysaccharide에 대한 세포 유약화 반응시험

다. 대식세포 기능시험
 (1) Listeria monocytogenes에 대한 탐식 작용시험
 (2) YAC-1 세포에 대한 세포독성시험(마우스의 경우이며 사람의 경우는 K562 세포를 사용함)
 (3) Carbon clearance시험

라. 자연살해세포 기능시험
  YAC-1 세포에 대한 세포독성시험(마우스의 경우이며 사람의 경우는 K562 세포를 사용함)
  이 시험은 면역표현형검사에서 수의 변화가 관찰되거나 반복투여독성시험에서 바이러스 감염율이 증가된 경우, 또는 다른 요소에 대한 반응으로 수행 할 수 있다.

마. 면역표현형검사
  항체를 이용한 백혈구 아형의 확인 또는 계수 시험
  이 시험은 보통 유동혈구분석법 (Flow cytometric analysis) 또는 면역조직화학법을 이용하여 수행된다.

바. 숙주저항능 시험
 (1) Listeria monocytogenes, Streptococcus pneumonia, Candida albicans 등 광범위한 병원체에 대한 숙주의 저항성 변화 확인 시험
 (2) 마우스에서 B16F10 melanoma 등 종양 세포주에 대한 숙주의 저항성 변화 확인 시험

제7장

발암성 시험

제 7 장 발암성 시험
(Carcinogenicity study)

1. 개요

발암성 시험은 동물에서의 종양 유발을 검색함으로써 사람에서의 발암성 위험을 예측하기 위해 수행된다. 화학구조나, 화학적 성질, 동물을 이용한 독성시험, 혹은 사람에서 시험결과로부터 발암성이 염려되는 경우, 더욱이 환자에게 상당기간동안 지속적으로 투약될 것으로 예상되는 의약품을 개발하는 경우에는 발암성 시험이 필요하다. 우리나라에서는 의약품의 품목허가·신고·심사 규정에서와 같이 임상에서의 사용기간이 6개월을 초과하는 의약품(예: 류마티스성 만성관절염에 사용하는 소염진통제, 본태성 고혈압에서 사용하는 혈압강하제 등)의 경우에는 의약품등의 안전성 심사를 위하여 발암성 시험 자료를 제출하게 되어 있다. 그러나 6개월 미만에 있어서도 발암성이 예측되는 의약품에서는 발암성 시험이 필요하다. ICH에서는 이와 같은 의약품에 대해서 발암성 시험을 요구하는 것에 관해서 검토가 이루어져, 합의에 이르렀다(참고: ICH 안전성 가이드라인 「의약품에 있어서 발암성 시험의 필요성(S1A)」).

의약품에서 발암성이 염려되는 경우는 ① 유전독성시험 결과 시험물질의 노출에 의해 인체 발암 가능성이 있는 경우 ② 구조적으로 유전독성 혹은 발암성이 의심되는 구조-활성 상관성이 있는 경우 ③ 반복투여독성시험 결과 전암병변 변화 등 발암성을 시사하는 소견이 보이는 경우 ④ 모 화합물 또는 대사산물이 장기간 조직에 정체하여 조직 변화나 병적 반응을 야기시키는 경우 등을 들 수 있다.

특정의 난치성 질환의 치료에 사용하는 희귀의약품에서는 발암성 시험이 특별히 요구되지는 않는다. 그러나 희귀의약품에서 해제되어 다수의 사람에게 적용되거나 다른 목적으로 적용되는 경우는 발암성 시험이 실시되어야 한다. 예를 들면, 대체 치료법이 없는 악성 종양을 치료하는 것을 목적으로 하는 항암제 등에서는 발암성 시험이 반드시 요구되지는 않는다. 그러나 적응증 추가 혹은 변경 시 암 이외의 환자에 적용되는 경우는 그 후 이차적인 발암의 염려가 있기 때문에 발암성 시험을 필요로 한다.

2. 시험방법

가. 실험동물

실험동물은 시험물질에 대해서 인체와 유사한 흡수, 분포, 대사, 배설을 보이는 동물을 선택하여야 하며 수명이 비교적 짧고, 소형으로서 다루기 쉽고, 기초자료가 많이 축적되어있는 랫드, 마우스, 햄스터가 주로 이용되고 있다. 동종의 동물이라도 계통이 다르면 발암물질에 대한 감수성이나 자연 발생 종양의 종류와 그 발생률이 변하게 된다. 계통을 선택할 때는 이미 알려진 발암물질에 대한 반응성 및 자연발생종양의 발생률을 고려할 필요가 있다. 따라서 적절한 근교계, 폐쇄군 또는 F1 교잡계의 랫드, 마우스를 선택하여 시험을 하게 된다.

동물의 수명도 계통 선택 시에 고려해야 할 중요한 요소이다. OECD 기준에 따르면 랫드의 경우 투여 개시 후 24개월, 마우스나 햄스터의 경우 18개월 시점에서 생존율이 50% 정도는 되어야 결과의 평가에 무리가 없다. 발암성 시험 시작시의 주령은 특별히 정해져 있지 않으나 일생동안 시험하여야 한다는 것을 고려한다면 이유 후 가능한 한 빠른 시기에 개시하는 것이 바람직한데 검역이나 순화의 시기를 고려해서 보통 6주령 이내에 시작한다. 그러나 이유(3주령) 후부터 6주령까지는 2~3주간의 간격이 존재하고, 그 기간 중에는 실험동물의 체중증가 폭이 비교적 크므로 시험물질을 사료에 혼합하여 투여하는 등의 시험에서는 결과에 영향을 줄 우려가 있다.

나. 동물 수

동물 수를 정할 때는 사용하고자 하는 동물의 시험물질에 대한 감수성, 시험방법 및 검사하고자 하는 항목의 정밀도를 고려해야 한다. 「의약품등의 독성시험기준」(식품의약품안전처 고시)에서는 각 군의 동물수가 암·수 각 50마리 이상으로 한다. 그 이유는 통계적으로 대조군에서의 자연 종양 발생율이 1%이고 시험군에서의 발생율이 11% 이상일 경우에 95%의 신뢰범위에서 유의성을 검출할 수 있는 수가 50마리이기 때문이다. 양 군의 차이가 보다 적은 시험결과에 대해서 신뢰성이 높은 통계해석을 하려고 하면 다수의 동물을 추가하여야 한다. 예를 들어 종양 발생율에 있어서 1%의 차이를 유의하게 분석하고자 하는 경우에는 한 군에 1,100마리가 필요하게 된다.

다. 투여방법
(1) 투여경로

시험물질의 투여경로는 임상적용경로를 선택하는 것이 필요하나(참고: ICH 안전성 가이드라인 「의약품의 발암성 시험을 위한 용량선택(S1C)」), 기술적으로 곤란한 경우도 있다(예: 정맥 내 주사, 근육 내 주사, 관절강 내 주사 등 특수부위로의 국소적용). 이러한 경우의 대체 투여경로로서 시험물질의 체내동태를 참고하여 해당 투여경로와 가장 유사성이 높은 다른 투여경로를 검토할 수 있다. 다른 투여경로에서 유사한 대사 및 전신노출이 나타난다면 그 경로에 의한 발암성 시험을 실시하여도 좋다. 임상적으로 관련될 것으로 예상되는 기관이 시험물질에 적절히 노출되는 것이 중요하다. 노출이 적절하다는 증명은 약물 동태학적 시험자료로부터 얻어지는 경우가 많다(참고: ICH 안전성 가이드라인 「반복투여조직분포시험(S3B)」). 임상적용경로와 다른 투여경로로 투여할 때에는 그 이유와 적용경로의 타당성 및 시험과정이 시험목적에 부합한다는 과학적 근거를 명확히 해 둘 필요가 있다.

경구투여법에는 사료 또는 물에 혼합하여 섭취시키는 방법과 강제 투여법이 있다. 발암성 시험에서는 사료에 혼합하는 방법이 일반적이나, 이런 경우에는 시험물질이 사료 중에서 일정기간 안정하여야 하며, 동물이 시험물질 혼합 사료를 거부하지 않아야 한다. 시험물질을 물에 혼합하는 경우 물에 대한 용해도 및 안정성(48시간 정도 안정하다면 실시 가능)을 확보하여야 하고 동물이 시험물질 용액 또는 현탁액을 제대로 섭취하는 지도 고려하여야 한다.

상기 투여가 불가능한 경우에는 강제 경구투여 방법이 사용된다. 강제 경구투여시 일정 양을 정확히 투여할 수 있는 이점이 있으나 대량의 시험물질을 한 번에 투여하기 때문에 급성독성이 발현되기 쉽다는 단점이 있다.

발암성 시험은 전신노출이 원칙이지만, 국소로 적용되는 의약품(예를 들면 투여경로가 피부 및 안구인 경우)에 있어서도 발암성 시험이 필요한 경우가 있다. 국소 경로에서 전신 노출에 영향을 미치지 않는 의약품에서는 내부 장기의 발암성을 평가하기 위한 경구투여시험을 할 필요는 없다. 그러나 광발암성이 의심되거나 만성 자극이 보이는 경우는 피부도포에 의한 발암성 시험(일반적으로 마우스가 이용됨)이 요구된다.

(2) 용량 설정
발암성 시험에 있어서 용량설정시험을 계획하는 경우에 다음 사항에 유의해야 한다. 이상적으로는 사람과 유사한 대사 양상을 보이는 설치류의 종/계통의 사용이 요구되지만 현실적으로 발암성 시험에서는 자연발생종양의 발생율 정보가 명확한 계통의 랫드나 마우스가 이용된다. 즉, 이러한 설치류에 대해서 대사의 양상을 별도로 조사할 필요는 없고, 발암성 시험에 사용되는 표준적인 계통에 대해 정보를 얻으면 된다.

(가) 용량설정시험(발암성예비시험)
용량설정시험에서는 발암성 시험과 동일한 계통 및 주령의 동물을 사용한다. 투여경로 및 투여방법도 발암성 시험과 동일하게 하며 투여기간 90일로 한다. 투여계획과 투여방법의 선택은 임상사용, 노출형식, 약물동태 및 현실적인 면을 고려하여 행한다. 또한 일반독성, 전암 병변, 조직특이적인 중식성 작용 또는 내분비의 항상성 장애 유무를 고려해야 한다. 또한, 대사 양상 및 대사효소활성 변화(유도 또는 저해)를 이해하고 시험을 적절하게 해석하는 것이 중요하다.

(나) 최고용량 결정

발암성 시험에 있어 고용량의 선택에서 통상 최대내성용량(MTD)이 사용된다. 최대내성용량은 3개월 반복투여독성시험으로부터 얻어지는 시험 결과를 통해 설정된다. ICH에서 의약품의 발암성 시험에 있어서 고용량 설정 시 ① 독성학적 지표, ② 약물동태학적 지표, ③ 흡수의 포화, ④ 약동력학적 지표, ⑤ 투여가능최대량, ⑥ 기타 지표 등을 고려하도록 하였다.

발암성 시험에 있어서 최소한의 독성작용이 발현될 것으로 예상되는 최소용량으로 90일간 용량설정시험의 결과로부터 예측되는 경우가 많다. 최대내성용량은 동물의 정상적인 수명에 영향을 미치거나, 시험의 해석을 방해할 수 있을 생리기능을 변화시키는 요인들에 대해서도 고려하여야 하는데, 그러한 요인들에는 대조군과 비교하여 체중증가 억제가 10% 이하인 것, 표적장기독성이 나타나는 임상병리학적 지표에서 유의한 변화가 보이는 것 등을 들 수 있다.

약물 동태학적 지표를 사용하여 최고용량을 결정하는 경우는 사람과 설치류에서 유사한 대사양상을 보이고, 설치류에서의 독성이 낮은 경우이다. 이 방법은 사람에게 최대추정 1일 용량 투여시의 혈중농도-시간반응곡선하면적(이하 AUC라 함)의 수배에 해당되는 전신 노출량을 투여하는 것이 필요할 때 사용되며, 용량설정이 충분히 고용량임을 증명할 수 있는 방법이다. 동물에서의 전신 노출정도는 사람에서의 노출보다 충분히 높아야 한다. 혈장 중의 유리약물농도는 조직내의 유리약물농도의 간접적 지표라 여겨지며, AUC는 화합물의 혈장 중 농도와 *in vivo*에서의 체류기간이 고려되어 있기 때문에 가장 포괄적인 약물동태학적인 지표라고 생각된다. 사람의 발암성 위해도 평가를 위해 동물 및 사람에 있어서 약물의 혈장 중 농도를 비교하는 데 있어, 실제로 과학적인 근거로서 확인되고 있는 것은 아니지만, 최대내성용량으로 실시된 발암성 시험 결과에 의하면, 설치류의 고용량선택에서는 모 화합물 또는 대사물의 AUC가 사람 혈장 AUC의 25배가 되도록 하는 것이 적합하다. 용량설정에 있어서의 사람과 동물의 AUC의 비교에 관한 내용은 ICH 안전성 가이드라인 「의약품의 발암성 시험을 위한 용량 선택(S1C)」에 상세히 서술되어 있다.

ICH에서는 고용량 설정시 약물의 생물학적 이용률로부터 측정된 포화흡수량을 기초로 하여 고용량 선택이 가능하다고 서술하고 있다. 발암성 시험에서의 중간용량 및 저용량 선택은 대사 및 배설과정에서의 포화를 고려해야 한다.

의약품에 있어서 유용성과 안전성은 화합물의 약물동력학적 수용체에 따라 다르다. 약물동력학직 지표는 과학적 타당성을 기초로 하여 각각의 시험물질별 시험계획에서 검토되어야 한다. 고용량은 약물동력학적 반응이 투여한 동물에서 나타나도록 선정되어야 한다. 그러나 그 용량이 시험의 타당성을 해치는 생리적 작용 혹은 항상성의 장애를 유발해서는 안 된다. 이와 같은 예로써 저혈압 및 혈액응고저해(자연발생 출혈의 위험이 있으므로)등이 있다.

투여가능 최대량은 현재로서는 사료에 혼합하여 투여하는 경우 사료 중 5%로 생각되고 있다. 독성이 낮은 의약품의 용량설정에 있어서, 전술한 바와 같은 약물동태학적인 지표(AUC비)를 사용하는 것은, 투여 가능 최대량을 기준으로 고용량선택의 경우를 현저히 감소시키고 있다. 사료에 혼합하여 투여하는 이외의 투여경로에서는, 고용량은 실용성 혹은 국소 독성의 유무 등으로부터 제약을 받을 수 있다.

발암성 시험에 대한 최고용량을 결정하는데 있어서 1,500 mg/kg/day로 제한을 두는 것이 적절하다. 이러한 제한 용량은 사람에서의 최대 권장량 500 mg/day를 넘지 않는 경우에 적용한다. 발암성 시험의 용량설정과 결과해석을 위해 사람과 설치류에서의 약물과 그 대사산물의 비교 노출 데이터가 제공되어져야 한다. 이러한 정보를 통해 최대 1,500 mg/kg/day로 투여하는 것이 적절하지 못한 경우를 확인할 수 있다. 동물에게 1,500 mg/kg/day를 노출했을 경우라도 사람에게 동일한 용량이 노출되었다고 확신할 수 없기 때문이다. 설치류의 1,500 mg/kg/day 전신 노출량은 사람에게 치료 목적으로 노출되는 양보다 더 커야 한다(그렇지 못한 경우라면, 투여량을 늘리거나 케이스마다 동물모델을 그에 맞게 고려해야 한다). 만약 임상 용량이 500 mg/day를 초과한다면 고용량은 최대 가능 용량까지 증가시킬 수 있다.

(다) 중·저용량의 결정

발암성 시험에 있어서 중간용량 및 저용량의 결정은 이 시험의 소견을 사람에 외삽하고 평가하는 경우에 도움을 주는 정보를 제공할 수 있어야 한다. 이 용량은 설치류 및 사람의 약물동태 자료, 약물동력학적 자료 및 독성자료를 종합적으로 판단하여 선정하며 이들 용량을 선정한 근거를 명확히 해야 한다. 설치류를 사용한 발암성 시험의 중간용량 및 저용량의 선정에 있어서 모든 조건을 만족할 필요는 없지만 다음을 고려해야 한다.

① 약물동태의 직선성과 대사경로의 포화
② 인체 노출량과 치료량
③ 설치류에서의 약물동력학적 반응
④ 설치류의 생리상태의 변화
⑤ 작용기전에 대한 정보 및 작용 반응에 있어서 역치 존재 가능성
⑥ 단기시험에서 관찰된 독성의 진행에 대한 예측 불가능성

(라) 대조군

시험결과는 대조군과 시험군을 비교함으로써 평가되기 때문에 반드시 대조군을 설정하여야 한다. 시험물질을 사료 또는 물에 혼합해서 투여하는 경우에는 비투여 대조군만을 설정하여도 되나 시험물질의 투여에 있어 각종 용매, 부형제 등을 이용한 경우에는 그것만을 투여하는 대조군이 시험결과의 평가에 직접 사용되는 대조군이 되므로 기준안에서는 「음성대조군과 필요에 따라 비투여 대조군, 양성대조군을 둔다」라고 서술되어 있다. 즉, 용매 또는 부형제를 투여하는 대조군만으로 시험결과가 충분히 기대되는 과학적 근거가 있으면 비투여 대조군은 생략해도 좋다. 반대로 용매, 부형제가 시험결과에 어떠한 영향을 줄 가능성이 있다고 예상되는 경우에는 무처치 대조군을 동시에 설정해야 할 것이다.

(3) 투여기간

발암성 시험의 목적은 동물이 일생동안 시험 물질에 노출 되었을 때의 발암성을 평가하는 것이기 때문에 장기간의 투여가 필요하다. 투여기간은 랫드에서는 적어도 24개월 이상 30개월 이내, 마우스 및 햄스터에서는 18개월 이상 24개월 이내로 하고, 투여는 1일 1회, 주 7회 투여함을 원칙으로 한다. 또한 동물의 사망률이 낮은 경우에도 시험 기간은 랫드에서는 30개월(130주간), 마우스 및 햄스터에서는 24개월(104주간)을 초과할 필요는 없다고 한다.

(4) 시험기간

투여 종료 후 모든 동물을 즉시 부검하는 경우에는 투여기간과 시험기간은 거의 일치하나, 투여종료 후 일정한 회복기간을 두는 경우에는 시험기간은 투여기간보다 길게 된다. 회복기간을 두는 이유는 시험물질 투여에 관련된 반응성의 가역적 병변(주로 과형성)은 감소하고 비가역적인 병변인 종양성 병변은 소실하지 않으므로 평가가 용이할 것으로 기대되기 때문이다. 그러나 휴약 기간의 설정 시 그 기간이 너무 길면 이미 서술한 것처럼 자연발생 종양률이 높아져 오히려 평가에 지장을 주게 된다.

라. 관찰

(1) 일반사항

발암성 시험에서는 마우스, 랫드 등에 각각 정해진 기간 동안, 시험물질 투여와 동물 사육을 유지시키는 것이 필수조건이며, 동물의 건강상태 관찰 시에 충분히 주의를 해야 한다. 모든 동물에 대해서 일반상태를 매일 관찰 기록한다. 시험기간 중 실험동물이 폐사하는 경우에는 신속히 부검하여 기관·조직의 육안적 관찰 및 병리조직학적 검사를 실시한다. 빈사상태의 동물은 격리 또는 도태·부검 등의 적절한 조치를 할 필요가 있으며, 이 과정에 걸치는 시간은 가급직 짧은 것이 좋다. 서로 잡아먹거나 사후변화 등에 의해 병리조직학적 검사가 불가능한 예가 10%를 넘지 않도록 주의하여야 한다.

체중은 동물의 일반상태를 추정하기 위하여 적절한 지표가 되므로 모든 예에 대하여 각 동물마다 투여 개시 후 3개월간은 주 1회 이상, 그 후에는 적어도 4주에 1회 체중을 측정한다. 시험물질을 사료 또는 물에 혼합하여 투여하는 경우에는 개별 혹은 군마다 사료 또는 물 섭취량을 측정하여 그 양으로부터 시험물질의 섭취량을 산출한다. 섭취량의 측정간격은 투여 개시 후 3개월간은 주 1회 이상, 그 후는 1개월에 1회 이상으로 하는 것이 바람직하다. 투여기간 중 동물에 부담이 되는 검사는 최소한으로 하나 백혈병이 의심되는 예에 대해서는 최소한도의 혈액검사를 실시하고, 비뇨기계의 종양이 의심될 경우 뇨검사 등을 실시하면 시험결과를 최종적으로 평가할 때 도움이 된다. 즉 장기간의 반복투여 독성시험과 달리 발암성 시험에서는 혈액화학적 검사나 각종 기능검사의 실시에 대해서는 특별히 규정되어 있지 않다.

 (2) 병리학적 검사
 발암성 시험의 평가는 각 동물에 대해서 병리학적 소견에 근거하여 행한다. 따라서 병리학적 검사의 전문성, 병리학적 진단의 정확도에 따라 발암성시험의 평가가 현저히 달라진다. 따라서 병리학적 검사는 동물시험에 충분한 경험이 있는 병리 전문가가 하여야 한다.

  (가) 부검
 발암성 시험에 있어서 동물의 부검방법은 기본적으로는 다른 독성 시험과 다르지 않다. 우선 종양은 모든 장기·조직에서 발생할 수 있으므로 완전한 부검을 행할 필요가 있다. 예를 들어 「의약품등의 독성시험기준」에서 열거한 장기·조직이외에 보통의 독성시험에서는 관찰하지 않는 비강, 외이, 하더선(Hader's gland), 포피선, 음핵선 등에서도 종양이 발생할 수 있으므로 충분히 검사하는 것이 바람직하다. 부검 시에 우선 외표 소견의 관찰을 기록해 둔다. 종양은 적출 전에 그 부위를 확실히 기재한다. 종양의 크기, 중량, 수, 형태, 단단한 정도, 색조, 표면 및 단면의 성상, 병변의 넓이, 유착이나 침윤의 유무 등에 대해서도 가능한 한 상세히 기술한다. 그러나 주변부와의 유착이 강하고 적출 또는 박리가 불가능한 경우에는 주변조직과 함께 적출해도 좋다. 이 경우, 정확한 중량의 측정은 할 수 없으나 종양의 발생 기원 조직이나 침윤의 유무를 검색하는 데에는 도움이 된다. 종양으로 인한 장기·조직의 기능장애 정도(예를 들어, 소화관 종양에 의한 통과 장애, 방광이나 자궁의 종양에 의한 요관확장 유무 등)에 대해서도 같이 기재한다.

 소화관, 방광 등 내강이 있는 기관은 적출 시에 적당량의 고정액을 주입하여 고정한 후 관찰하는 것이 좋다. 신경계 종양에 대해서는 부검 시에 잘 적출하는 것이 요망되나 자가 융해 등에 의해 그것이 곤란한 경우에는 두개골이나 추골에 붙은 상태대로 적출하여 고정해도 좋다. 큰 종양은 적출한 덩어리를 고정액에 넣지 않고 분할 면을 넣거나 작게 분할한 후 고정한다. 한편 작은 조직의 경우에는 적출 시에 상처가 나지 않도록 주의하며,

조직표본 제작 과정에서 분실을 방지하기 위한 방법이 필요하다. 종양성 병변을 적출할 때는 종양부만을 적출하지 말고 종양의 발생 기원조직의 확인이나 식별, 침윤성의 유무 등을 판단할 수 있도록 가능한 한 주변의 정상 조직을 함께 적출하도록 한다.

빈사상태 동물의 부검 시에는 필요에 따라 채혈하고, 말초혈액의 적혈구 수 및 백혈구 수를 측정하며, 빈혈이나 림프절·간장·비장 종대 등 혈액질환을 예측시키는 예에 대해서는 도말 표본을 제작하여 검사한다. 장기중량의 측정에 대해서는 「의약품등의 독성시험기준」에 특별히 규정되어 있지 않으나 주요 장기 등에 대해 중량을 측정하면 객관적인 자료로서 참고할 수 있다.

(나) 조직병리학적 검사
「의약품등의 독성시험기준」(식품의약품안전처 고시)에서는 조직병리학적 검사를 우선 최고용량군과 대조군의 모든 동물에 대해서 행하고, 종양 발생률에 차이가 있는 장기·조직이 인정되는 경우에는 다른 시험군의 모든 동물에 대해서도 해당 장기·조직의 조직병리학적 검사를 하도록 하고 있다. 종양의 조직병리학적 진단에서 사람에 따라 진단기준의 차이가 있을 수 있으므로 진단의 근거를 명확히 제시하여야 한다.

3. 평가방법

가. 발암성 시험의 양성판정기준

(1) 시험결과의 판정 기준

발암성시험에 있어서 발암성을 시사하는 소견으로서 몇 가지의 중요한 소견이 있다. 즉, 시험군에 있어서 종양 발생률이 대조군에 비해 통계학적으로 유의성 있게 증가하는 경우를 들 수 있다. 또한 용량 상관성이 증명되면 양성 소견으로 고려된다. 그 이외의 발암성 판정에 있어서 고려할 사항은 다음과 같다.

- 자연발생적으로는 나타나지 않는 형태의 종양 발생
- 여러 부위의 기관·조직에서의 종양 발생
- 여러 동물 종, 계통 또는 양성(兩性)에서의 여러 가지 종양 발생
- 전암병변으로부터 양성종양, 악성종양으로의 진전과정 발생
- 종양 병변의 조기 발생
- 종양의 전이(악성의 징조)
- 종양의 대형화(증식성) 경향
- 악성종양 비율의 증가

발암성 시험의 평가에 있어서는 자연발생 종양과의 구별이 중요하다. 이를 위해서는 무처치 대조군의 자연발생 종양의 배경 자료가 필요하다. 종양이 조기 발생되는 경우에는 자연발생 종양과 같은 종양으로부터 유도된 것이 아니라고 결론 내리는 것은 적절하지 않다. 예를 들면, SD 랫드에서는 유선종양의 발생률이 높고 특정 발암물질을 투여하면, 그 투여군에서 유선종양 발생의 조기화가 현저하게 관찰된다. 비슷하게 어떤 계통의 마우스에서는 폐종양의 발생률이 높고, 발암물질의 투여에 의해 그 발생이 조기화되기도 한다.

(2) 통계학적 판정기준

발암성 시험에 의해서는 시험물질 투여기간 중 사망한 동물에 의한 오차를 고려하여 시험군과 대조군의 종양 발생률 차이를 검토한다. 누적 생존율 차이 유무는 보통 Kaplan and Meir법으로 해석하고 용량의존성에 대해서는 Cox-Mantel법이 이용되고 있다. 종양 발생률에 대해서는 부위별 특정 조직형의 종양 발생률이 보이는 경우, 시험군과 대조군의 종양 발생률 차이를 검토하고 평가하기 위해 통계학적 검정이 행해진다. 양군의 누적생존율에 차이가 보이지 않으면 Fischer의 직접 확률계산법과 같은 누적생존율과는 무관한 검정법이 이용된다. 또한 복수의 군을 대상으로 하는 경우는 Cochran-Armitage법과 같은 종양 발생율의 용량의존적인 증가경향, 즉 용량-반응곡선에서의 기울기가 검정되고 0에서 어느 정도 일탈해 있는가가 해석될 수 있다. 누적 생존율에 차이가 있는 경우에는 Peto 검정이 이용된다. 그때 부검일, 종양의 조직분류 외에 종양이 치사적인가 아닌가 등의 정보를 기록해 둘 필요가 있다.

나. 기타 고려사항

발암성 시험은 실험동물을 대상으로 실시하나 그 최종 목적은 시험물질의 인체에 대한 위험성 또는 안전성을 판단하는 데에 있다. 여기에서 동물로부터 인체로의 외삽이라는 문제가 있다. 이 경우 그에 적합한 과학적 근거가 없는 경우「동물에 발암성을 보이는 물질은 인체에 대해서도 비슷한 작용을 나타낼 가능성이 있다」는 사실에 근거한다. 그러나 동물에 발암성이 있다는 사실만으로 그 물질이 직접 인체에 대해서도 발암 위험성이 있고, 반드시 인체에서 발암을 나타내는 것은 아니다. 동물에서 발암성이 나타난 경우, 그 발암성이 어떠한 기전으로 나타나는가, 또한 그 강도는 어느 정도인가를 확실히 하기 위해 각종 시험을 추가할 필요가 있다. 이러한 결과를 종합하여 판단한 후에 인체에 있어서 임상사용 여부를 평가해야 할 것이다.

다음으로 필요한 추가시험은 다음과 같은 것들을 들 수 있다.

첫째, 그 시험물질의 동물에 대한 발암성 기전을 추구할 것, 다시 말하면 그 시험물질 또는 그 대사산물이 표적세포의 유전자에 작용해서 암화되었는가(일차성 발암물질), 또는 발암 promotor로서 작용한 것인가를 확실히 하는 것이 중요하다. 이를 위해 필요에 따라 그 물질의 표적세포에서 DNA-Adduct 형성 유무나 부정기 DNA 합성에 대한 검토, 활성대사물의 동정, 이 단계 발암모델을 이용한 promotor 작용의 검색, 내분비환경의 영향 등에 대해 검토하여야 한다. 유전독성시험 자료로 암화에 있어서 유전자 상해성 정보와 발암 기전을 추정하는 정보가 얻어진다. 더욱이 initiation 작용 또는 promotion 작용의 추정근거와 같은 단기 *in vitro* 혹은 *in vivo* 시험은 발암성에 관한 중요한 정보가 된다. 그러나 유전독성평가에 있어서는 이들 시험에서 음성의 결과가 나타나더라도 장기 동물시험에서 역시 음성의 결과가 나타날 것이라고 판정되어지지는 않는다.

둘째, 예상되는 기전에 의한 작용이 어느 정도로 인체에 발현할 지를 추측(위해도 평가)하기 위한 각종 추가시험을 실시한다. 예를 들어 저용량군에 있어 적절한 생체지표(예를 들어 DNA 합성 등)의 변동을 검토함으로써 평가할 수 있는 경우가 있다. 또한 저용량에서의 장기간 시험이나 중기 발암 검색법 등의 실시, 또는 시험물질의 대사과정에서 종차의 검토, 특히 대사활성화가 인체에서 강하게 발현하는 것은 아닌지 등의 정보수집이 중요하다. 또한, 약물에 의한 약리작용이 장기간 작용하여 동물에서 종양을 발생시키는 경우가 있을 수 있고 이와 같은 예가 축적되어 사람에서의 위해도평가에 유용하게 사용될 수 있다.

결론적으로 모든 과학적 자료를 기초로 하고 risk-benefit balance를 고려하여 그 시험 물질을 인체에 적용할 때 나타날 수 있는 위험성에 대한 안전성을 평가할 필요가 있다.

4. 단기, 중기 설치류 시험계

발암성 시험의 종류는 한 종의 설치류에 대한 장기투여 발암성 시험과 다른 한 종의 추가시험이 필요하다. 한종의 장기투여 발암성 시험에 사용되는 동물 종은 확실한 근거가 없는 경우에는 랫드가 권장된다. 추가시험은 다른 한 종의 장기 발암성 시험 또는 설치류 시험계를 이용한 단기, 중기 발암성 시험이 있다. 단기, 중기 발암성 시험의 대표적인 시험법은 다음과 같다.

가. 형질전환 설치류를 이용한 발암성시험
① Tg.rasH2 형질전환 마우스 모델
② Tg.AC 형질전환 마우스 모델
③ p53+/- knock-out 마우스 모델
④ XPA+/- knock-out 마우스 모델
⑤ XPA-/-/p53+/- 이중 knock-out 마우스 모델

나. 설치류의 개시-촉진(Initiation promotion) 모델을 이용한 발암성시험(중기 발암성 시험법)
① 위암 시험법
② 간암 시험법
③ 대장암 시험법
④ 유선암(젖샘암) 시험법
⑤ 폐암 시험법
⑥ 전립샘암 시험법
⑦ 피부암 시험법
⑧ 다장기 시험법

다. 신생 설치류를 이용한 발암성시험법
① 신생마우스를 이용한 폐암 시험법 (benzo[α]pyrene)
② 신생마우스 다장기 시험법 (DMD, 34주)
③ 신생마우스 다장기 시험법 (MNU, 36주)

제8장

국소독성시험

제 8 장 국소독성시험
(Local Toxicity study)

I. 피부자극시험(Skin Irritation Test)

1. 개요

피부에 적용되는 시험물질의 피부노출에 따른 피부자극을 평가하는 시험이다. 폐색첩포를 이용하는 방법이 가장 보편적으로 사용되고 있으며, 백색토끼를 사용한다. 시험물질을 피부에 도포 후 염증반응에 의해 나타나는 홍반과 가피, 부종을 관찰하여 자극성을 판정하는 시험법이다. 충혈에 의한 피부 발적 등 여러 가지 원인으로 인하여 피부에 나타나는 적색반응을 홍반이라 하며 신체의 분비물이 건조하여 형성된 고형물을 가피라 하고, 체액이 조직에 축적되어 부어오른 것을 부종이라 한다.

2. 시험방법

피부자극시험법은 1944년 미국 FDA의 Draize 박사에 의하여 개발된 시험방법을 기본으로 하여 확립된 시험법으로서, 실험동물로는 동일한 조건하에서 사람 피부보다 예민하게 반응한다고 알려진 백색토끼(2.0~3.0 kg)를 6마리 이상 사용한다. 실험동물은 시험개시 약 24시간 전에 등부위 털을 제모기로 피부에 상처가 나지 않도록 제거한 후, 가로 세로 약 10 cm씩 면도를 한다. 상처가 없는 건강한 피부를 골라 시험에 사용한다. 시험물질의 1차 피부자극성을 적절하게 평가할 수 있도록 등부위를 2.5 × 2.5 cm의 정상(비찰과)피부 2개 부위와 손상(찰과) 피부 2개 부위로 나누어 시험물질 및 용매를 도포한다. 손상(찰과) 피부는 일반적으로 주사기의 바늘 끝으로 표피만 손상되고 진피는 손상되지 않으며 피가 나지 않는 정도의 찰과상을 입힌다. 시험물질의 투여용량은 0.5 ㎖(액체) 또는 0.5 g(고체)를 도포하고 폐색첩포한다. 시험물질을 적용하고 24시간 경과한 후 첩포를 제거하고 시험물질이 잔류하지 않도록 생리식염수나 증류수와 같이 시험결과에 영향을 미치지 않는 용매로 가볍게 씻어준다. 시험물질 투여 후 24, 72시간째, 즉 첩포제거 직후 및 48시간 경과 후 투여부위의 홍반, 부종, 가피형성 등의 변화를 관찰한다. 홍반은 육안으로, 부종은 가벼운 촉진을 병행하여 판정한다.

3. 평가방법

홍반과 가피 및 부종 형성 항목에 대하여 1마리에 2개 부위의 정상피부와 손상피부를 시험물질 투여 후 24시간 및 72시간에 관찰하여 평가하고 피부반응 평점표에 따라 1차 피부자극지수를 구한다. 자극에 대한 피부반응정도는 다음 기준에 의하여 판정한다.

가. 피부반응의 판정

(1) 홍반과 가피의 형성
○ 홍반이 전혀 없음 : 0점
○ 아주 가벼운 홍반(육안으로 겨우 식별할 정도) : 1점
○ 분명한 홍반 : 2점
○ 약간 심한 홍반 : 3점
○ 심한 홍반(홍당무 색의 발적)과 가벼운 정도의 가피형성(심부손상) : 4점
   ※ 총 가능한 홍반 점수(최고점) : 4점

(2) 부종 형성
○ 부종이 전혀 없음 : 0점
○ 아주 가벼운 부종(육안으로 겨우 식별할 정도) : 1점
○ 가벼운 부종(뚜렷하게 부어올라서 변연부가 분명히 구분될 경우) : 2점
○ 보통의 부종(약 1 ㎜ 정도 부어올랐을 경우) : 3점
○ 심한 부종(약 1 ㎜ 이상 부어오르고 노출부위 밖에까지 확장된 상태) : 4점
   ※ 총 가능한 부종 점수(최고점) : 4점

[표 15] 피부반응 평점표

군			대조군						투여군						
피부반응 적용부위			홍반·가피				부종			홍반·가피			부종		
			비찰과		찰과		비찰과		찰과		비찰과		찰과		비찰과	찰과
관찰시간			24	72	24	72	24	72	24	72	24	72	24	72	24	72
	성	체중														
1																
2																
3																
4																
5																
6																
소 계																
평균 (소계/6)																
평균의 합계																
1차 피부 자극지수*																

* 1차 피부 자극지수 - 평균의 합계/4

나. 피부 자극 평가

피부반응 평가표를 이용하여 1차 피부자극지수를 구하고 그 값으로 피부자극성을 평가한다. 이때 시험물질의 자극성은 1차 피부자극지수 외에도 시험기간 중에 관찰된 일반 증상 등을 고려하여 평가하여야 한다. 다음의 표는 일반적으로 피부자극을 평가할 때 사용된다.

[표 16] 피부자극 평점표

1차 피부자극지수	구 분
0.0~0.5	비 자극성
0.6~2.0	약한 자극성
2.1~5.0	중등도 자극성
5.1~8.0	강한 자극성

Ⅱ. 안점막자극시험 (Eye Irritation Test)

1. 개요

안점막자극시험은 안점막에 접촉하거나 접촉할 우려가 있는 물질의 자극성을 평가하기 위한 시험으로 백색토끼를 사용한다. 백색토끼는 색소가 없는 큰 눈을 가져 안과학 검사에 적합하며, 자극성 물질에 대한 감수성이 높은 것으로 알려져 있다. 토끼의 한쪽 눈에 시험물질을 1회 처치하여 시험군으로 사용하고 처치하지 않은 다른쪽 눈을 대조군으로 하며 각막, 홍채 및 결막의 손상정도에 따라 안 자극성을 판정하는 시험이다.

2. 시험방법

시험은 눈에 접촉하거나 접촉하기 쉬운 물질을 대상으로 수행된다. 백색토끼는 시험 개시 하루 전에 미리 안검사를 실시하여 안구, 각막 손상 등을 확인하고, 손상이 없는 개체를 시험에 사용한다(필요시 0.2% sodium fluorescein 등장액을 사용). 9마리의 백색 토끼 한쪽 눈에 시험물질을 점안하고 3마리는 20~30초 후 양쪽 눈을 미온 무균생리식염수 20 ㎖ 정도로 1분간 세안하고, 나머지 6마리는 세안하지 않는다. 시험물질이 액체인 경우 0.1 ㎖를 점안하고 고체, 반고체, 입자상인 경우는 0.1 ㎖ 또는 0.1 g를 투여한다. 그리고 제품이 분사제인 경우는 눈으로부터 10 ㎝ 거리에서 1초 동안 1회 분사하며, 투여횟수는 1회에 한한다. 대조군(시험물질을 처치하지 않은 한쪽 눈)과 투여군(시험물질을 처치한 한쪽 눈)으로 나누어서 판정한다. 시험물질 투여 후 1, 2, 3, 4, 7일에 각막, 홍채, 결막 에서의 자극성을 점수화하여 판정하고 만약 시험물질에 의하여 눈에 상해가 잔존하면 3일 간격으로 13일 이상 관찰하여야 한다.

3. 평가방법

눈의 병변은 아래와 같이 각막, 홍채, 결막을 관찰하여 안점막 자극 평점표를 작성한다.

가. 안구병변의 등급
(1) 각막
 (A) 혼탁 : 안구의 농후한 정도(가장 농후한 지점을 관찰함)
  ○ 화농이나 혼탁이 없음 : 0점
  ○ 혼탁이 분산 혹은 밀집되어 있으나(정상적인 투명성이 약간 둔화된 것과는 다름) 홍채의 말단이 명확히 관찰됨 : 1점
  ○ 반투명한 부분이 쉽게 관측되나, 홍채의 말단이 약간 불명확함 : 2점
  ○ 진주 색깔을 나타내고 홍채의 말단이 관찰되지 않으며 동공의 크기가 가까스로 관측됨 : 3점
  ○ 각막이 불투명하고 혼탁 때문이 홍채가 관찰 안 됨 : 4점

 (B) 혼탁된 각막의 범위
  ○ 1/4이하(그러나 0은 아니다) : 1점
  ○ 1/4이상 1/2미만 : 2점
  ○ 2/1이상 3/4미만 : 3점
  ○ 3/4이상 1까지 : 4점
  ※ 계산식 : (A) × (B) × 5 (최대치 = 80)

(2) 홍채
 (A) 반응치
  ○ 정상 : 0점
  ○ 현저한 주름의 형성, 충혈 종창, 각막 주위에 중등도의 충혈(이상과 같은 단독 혹은 혼합), 홍채는 빛에 대해 반응함(둔한 반응은 양성) : 1점
  ○ 홍채는 빛에 대한 반응 없음. 출혈, 대부분의 조직 파괴(이상과 같은 증상의 일부 혹은 전부) : 2점
  ※ 계산식 : (A) × 5 (최대치 = 10)

(3) 결막
 (A) 발적 (안검결막, 안구결막에 한함. 각막, 홍채 제외)
  ○ 혈관은 정상 : 0점
  ○ 몇몇 혈관은 명확한 충혈 : 1점
  ○ 넓은 심홍색 색조, 각각의 혈관은 식별하기 어렵다 : 2점
  ○ 엷은 선홍색 : 3점

(B) 결막 부종
- 부풀지 않음 : 0점
- 정상보다 약간 종창(순막 포함) : 1점
- 안검의 부분적 외전을 동반한 분명한 종창 : 2점
- 눈이 반쯤 감길 정도의 안검의 종창 : 3점
- 눈이 반 이상 감길 정도의 안검의 종창 : 4점

(C) 배출물
- 배출물 없음 : 0점
- 약간의 배출물(정상동물의 내부 눈꼬리에서 관찰되는 적은 양 제외) : 1점
- 속눈썹과 눈꺼풀을 적시는 배출물 : 2점
- 눈 주위의 상당 부위와 속눈썹과 눈꺼풀을 적시는 배출물 : 3점

※ 계산식 : (A+B+C) × 2 (최대치 = 20)

[표 17] 안점막자극 평점표

① 세안하지 않은 동물

투여물질 :   관찰일 : 투여일로부터

동물번호	각막병변 (A×B×5)	홍채병변 (A×5)	결막병변 (A+B+C)×2	총점 (최대 100)
1				
2				
3				
4				
5				
6				
	M.I.O.I			

② 세안한 동물

투여물질 :   관찰일 : 투여일로부터

동물번호	각막병변 (A×B×5)	홍채병변 (A×5)	결막병변 (A+B+C)×2	총점 (최대 100)
1				
2				
3				
	M.I.O.I			

나. 안점막 자극 평가

시험물질의 안점막 자극을 판정하는 방법으로 규정된 것은 없으며, 과학적으로 타당한 것을 사용할 수 있다. 다음의 판정기준은 일반적으로 사용되는 방법 중의 하나이다.

시험물질의 안점막 자극 평가를 위하여 안구병변의 등급에 따른 각 관찰일의 개체별 총점(I.I.O.I., The Individual Index of Ocular Irritation)의 합을 마리수로 나눈 평균값인 M.I.O.I.(Mean Index of Ocular Irritation)와 관찰기간 중 나타난 M.I.O.I.의 최대값인 I.A.O.I.(The Index of Acute Ocular Irritation)를 구한다. 시험물질의 안점막 자극정도는 아래의 기준에 따라 3단계로 판정하며, 다른 판정기준을 사용할 때에는 과학적 타당성을 입증해야 한다. 이때 단일농도로 실시하여 수행한 시험결과 자극성이 인정된 경우는 농도와 자극반응의 관계를 조사하여 무자극 농도를 명확히 하여 사람에 대한 위험성을 유추하여 평가하는 것이 바람직하다.

(1) 1단계 판정

시험물질 처치 후 3일(96시간)내에 나타나는 I.A.O.I.값을 확인하고 I.A.O.I. ± 5점 범위에 포함되는 관찰값을 보이는 개체가 전체 동물의 40% 이상이 되는지 확인한다.

(2) 2단계 판정

1단계 판정에 따라 선정한 값을 바탕으로 아래의 기준에 따라 1차 안점막자극 등급을 정한다. 측정치가 각 등급의 경계값일 경우 높은 등급을 선택한다.

[표 18] 안점막 자극 평가 2단계 기준

1차 안점막자극 등급	평가치
무자극물(Nonirritating, N)	0 ~ 0.5
실질적 무자극물(Practically nonirritating, PN)	0.5 ~ 2.5
최소 자극물(Minimally irritating, M_1)	2.5 ~ 15
약 자극물(Mildly irritating, M_2)	15 ~ 25
중등도 자극물(Moderately irritating, M_3)	25 ~ 50
중강도 자극물(Severely irritating, S)	50 ~ 80
강도 자극물(Extremely irritating, E)	80 ~ 100
강 자극물(Maximally irritating, Mx)	100 ~ 110

(3) 3단계 판정(최종판정)

1차 안점막자극 등급을 바탕으로 아래 기준에 따라 최종 안점막자극 등급을 판정한다.

[표 19] 안점막 자극 평가 3단계 기준

1차 안점막 자극 등급	판정조건	최종 판정 등급
무자극물(N)	관찰 1일째 M.I.O.I. = 0	무자극물
	관찰 1일째 M.I.O.I. > 0	실질적 무자극물
실질적 무자극물 (PN)	관찰 1일째 M.I.O.I. = 0	
	관찰 1일째 M.I.O.I. >0	최소 자극물
최소 자극물(M_1)	관찰 2일째 M.I.O.I. = 0	
	관찰 2일째 M.I.O.I. > 0	약 자극물
약 자극물(M_2)	관찰 3일째 M.I.O.I. = 0	
	관찰 3일째 M.I.O.I. > 0	중등도 자극물
중등도 자극물(M_3)	(1) 관찰 7일째 M.I.O.I. ≤ 20 (2) 관찰 7일째 I.I.O.I ≤ 10(전체의 60%) 또는 I.I.O.I > 30 이상인 개체가 없는 경우	중등도 자극물
	(1) 관찰 7일째 M.I.O.I. > 20 (2) 관찰 7일째 I.I.O.I > 10(전체의 60%) 또는 I.I.O.I > 30 이상인 개체가 있는 경우	중강도 자극물
중강도 자극물(S)	(1) 관찰 7일째 M.I.O.I. ≤ 40 (2) 관찰 7일째 I.I.O.I ≤ 30(전체의 60%) 또는 I.I.O.I > 60 이상인 개체가 없는 경우	
	(1) 관찰 7일째 M.I.O.I. > 40 (2) 관찰 7일째 I.I.O.I > 30(전체의 60%) 또는 I.I.O.I > 60 이상인 개체가 있는 경우	강도 자극물
강도 자극물(E)	(1) 관찰 7일째 M.I.O.I. ≤ 80 (2) 관찰 7일째 I.I.O.I ≤ 60(전체의 60%) 또는 I.I.O.I > 100 이상인 개체가 없는 경우	
	(1) 관찰 7일째 M.I.O.I. > 80 (2) 관찰 7일째 I.I.O.I > 60(전체의 60%) 또는 I.I.O.I > 100 이상인 개체가 있는 경우	강 자극물
강 자극물(Mx)	(1) 관찰 7일째 M.I.O.I. ≤ 80 (2) 관찰 7일째 I.I.O.I ≤ 60 (전체의 60%)	강도 자극물
	(1) 관찰 7일째 M.I.O.I. > 80 (2) 관찰 7일째 I.I.O.I > 60(전체의 60%)	강 자극물

제9장

국소내성시험

제 9 장 국소내성시험
(Local Tolerance study)

1. 개요

국소내성시험은 시험물질이 투여되는 신체 부위의 내성 반응을 보기 위해 실험동물의 주사부위(예: 정맥, 근육, 피내, 피하주사 등)에서 나타나는 임상·병리학적 반응을 검사하는 시험을 말한다. 시험방법은 「의약품등의 독성시험기준」(식품의약품안전처 고시)과 유럽 EMEA의 「의약품의 비임상 국소내성시험에 대한 가이던스」(Non-clinical local tolerance testing of medicinal products, CPMP/SWP/2145/00, 2001) 등을 참고할 수 있다.

2. 시험방법

시험개시 전일에 주사부위의 털을 제모기로 상처가 나지 않도록 면도(예: 가로, 세로 약 10 ㎝씩)하면 증상 관찰을 용이하게 할 수 있다. 투여 전에 주사부위를 알코올로 소독하고 주사기를 사용하여 대조물질 및 시험물질을 투여한다.

가. 토끼를 이용한 국소내성 평가

국소내성시험에서는 보통 사람보다 예민하게 반응하고 귀 부위의 혈관 관찰이 용이한 토끼가 적절하다. 시험물질은 시판되는 제형을 사용하고 타당성이 있는 경우에는 유사한 제형을 사용하여 시험을 수행한다. 양성대조군과 음성대조군을 포함시킨다. 예를 들어 투여는 우측 귀정맥에 시험물질 또는 양성대조군, 좌측 귀정맥에는 음성대조군을 8일간 1일 2회 투여한다.

나. 단회 혹은 반복투여독성시험과 연계

국소내성시험은 단회 또는 반복투여독성시험과 연계로 실시하여 주사부위 변화를 병리학적으로 검사하였다면 별도의 국소내성시험은 생략될 수 있다. 투여는 임상적용 경로를 고려하여 정맥, 근육, 피내, 피하 등에 실시한다.

3. 평가방법

평가항목은 육안소견과 조직병리소견이며, 임상 관찰에서는 주로 주사부위 조직의 형태적 변성, 색변화, 크기 등의 육안검사를 수행하고 병리학적 관찰에서는 조직슬라이드를 제작하여 현미경 하에서 세포침윤, 괴사, 부종 등을 평가한다. 국소내성에 대한 평가는 임상 및 병리 평가 결과를 근거로 판정한다.

제 10 장

흡입독성시험

제 10 장 흡입독성시험
(Inhalation Toxicity study)

1. 개요

흡입독성시험은 기체, 휘발성 물질, 증기 및 에어로졸 상태 등의 물질을 포함하고 있는 공기를 실험동물에 흡입 투여하여 나타나는 독성을 검사하는 시험을 말한다. 「의약품 등의 독성시험기준」(식품의약품안전처 고시)에서는 단회투여흡입독성시험과 반복투여 흡입독성시험이 구분되어 있으나, 본 장에서는 통합하여 설명하였다. 사용되는 시험물질로는 부탄, 프로판, SO_2, NO_2, 오존 등과 같은 기체, 톨루엔 등 휘발성이 강한 유기용매, 분사용 살충제 및 농약 등 에어로졸 물질이 해당한다. 그리고 투여 횟수에 따라 단회투여흡입 독성시험과 반복투여흡입독성시험으로 나눌 수 있다. 흡입독성시험은 시험물질이 정하여진 시간동안 연속적이고 일정하게 분사 및 투여될 수 있도록 특별히 고안된 장비(흡입챔버, inhalational exposure chamber)를 사용하여야 한다.

2. 시험방법

가. 단회투여흡입독성시험

(1) 실험동물 및 투여농도

단회투여흡입독성시험은 시험물질을 단회 흡입 투여 시 나타나는 독성현상을 평가하는 시험법으로 원칙적으로 랫드를 사용하고 그 외의 사유가 있는 경우 포유동물 중에서 선택하여 사용할 수 있다. 또한 반복투여흡입독성시험의 적정농도 설정을 위하여 실시하는 예비시험을 단회투여흡입독성시험으로 인정할 수 있다. 동물 수는 각 군당 10마리(암·수 각각 5마리) 이상으로 하고, 시험당시 임신하였거나 임신경력이 있는 암컷은 사용하지 않아야 한다. 또한 단회투여흡입독성시험에서는 일반적으로 랫드를 기준으로 군분리 시 8~12 주령 동물을 사용한다.

투여군은 최소한 세 가지 이상의 농도를 사용하고 반수치사농도(LC50)값을 추정할 수 있도록 설정한다. 이 때 대조군은 비투여 대조군 및 용매투여대조군 등을 선정한다. 청정공기 또는 물 이외의 용매(부형제) 선택시에는 사전 사용 경험, 사용 패턴 및 물리적 제약 등을 고려하여 선택하며, 선택된 청정공기 또는 용매(부형제)는 시험물질의 노출 농도 또는 시험 결과에 지장을 주어서는 안된다. 용매(부형제)는 물을 우선적으로 고려하며 무독성 물질을 선택하여야 한다.

(2) 투여방법

흡입챔버(inhalational exposure chamber)는 실험동물이 시험물질에 노출되는 정도에 따라 전신이 노출되는 전신흡입챔버(whole body exposure chamber)와 코 부위만 노출 되도록 고안된 비부흡입챔버(nose only exposure chamber)로 구분되어 있다. 흡입챔버를 선택할때는 다음과 같은 사항들을 고려해야 한다.

① 시험물질과 습도 또는 암모니아와의 반응성
② 시험물질 노출 농도의 흡입 챔버 내 시간적 안정성
③ 재호흡 방지 등

선정된 농도의 시험물질을 공기와 섞어 전신흡입챔버 또는 비부흡입챔버 안에 주입 시키고, 이때 흡입챔버 내 공기의 흐름은 시간당 12~15회 정도가 되도록 공기주입 속도를 조절한다. 또한 흡입챔버 내부의 산소 농도는 19% 이상, 이산화탄소 농도는 1% 미만, 온도는 22±3℃, 상대습도는 30~70%로 유지하여야 한다. 실험동물을 전신흡입챔버에 넣어 시험하는 경우 한 마리씩 개별 사육케이지에 넣어 시험하는 것이 적합하여, 동물이 차지 하는 공간은 챔버 전체 공간의 5% 이내가 되어야 한다. 투여시간은 챔버 안의 시험물질 농도가 균일하게 된 후 4~6시간으로 단회 투여한다(비부노출 시 적정 노출 시간은 4시간이며, 랫드의 경우 최대 6시간). 다만, 정당한 사유가 있는 경우에는 투여시간을 조정할 수 있다. 투여기간동안 챔버 내 공기의 주입속도, 온도, 습도를 매 30분마다 기록하고 공기 중 시험물질의 실제 농도는 가능하면 연속적으로 측정하되 최소한 시작과 끝 그리고 중간에 각각 측정하여야 한다. 분무제의 경우 입자크기의 분포를 시작과 끝 그리고 중간에 각각 측정한다.

(3) 관찰 및 측정

관찰기간은 14일로 하고 체중은 시험 직전과 시험 종료 시 측정하고 시험기간 중에는 일주일 간격으로 측정한다. 일반적인 독성증상으로 피부, 모피, 안구, 점막, 호흡기계, 순환계, 자율신경계 및 중추신경계, 운동 및 행동 양식, 진전, 경련, 타액분비, 설사, 기면, 수면과 혼수상태 등을 사육 상자 옆에서 매일 관찰한다. 증상이 나타날 경우 증상, 발현시간, 정도, 지속시간을 기록한다. 관찰기간 중 사망한 동물은 즉시 부검하거나 필요한 경우 냉장보관 후 부검하고, 쇠약한 동물은 따로 격리한다. 사망동물과 관찰기간이 끝난 생존동물에 대하여는 부검을 실시하고 사망 또는 생존 동물 중 이상이 발견된 장기·조직에 대하여는 필요시 병리조직학적 검사를 실시한다. 관찰된 시험결과는 반수치사농도(LC50)값과 이의 95% 신뢰도 범위로써 표현하여 일반 독성 증상 및 병리조직학적 시험 결과를 기록한다.

나. 반복투여흡입독성시험

(1) 실험동물 및 투여농도

반복투여흡입독성시험은 시험물질을 반복하여 장기간 흡입 투여함으로써 시험물질의 영향을 평가하는 시험법으로, 동물 종은 원칙적으로 랫드를 사용하고 그 외의 사유가 있는 경우 포유동물 중에서 선택하여 사용할 수 있으며, 각 군당 20마리(암·수 각각 10마리) 이상으로 하고, 개의 경우 8마리(암·수 각각 4마리) 이상으로 한다. 또한 반복투여흡입독성시험에서는 일반적으로 랫드를 기준으로 군분리 시 7~9 주령 동물을 사용한다. 시험물질의 투여농도는 최소한 세 가지 이상의 농도를 사용하여 독성작용과 최대무독성용량(No Observed Adverse Effect Level)을 추정할 수 있도록 설정한다. 대조군은 비투여군(공기투여군) 및 필요한 경우 용매투여군을 둘 수 있으며, 용매투여군의 농도는 투여군 중에서 가장 높은 농도의 용매농도를 실시한다. 물 이외의 용매(부형제) 선택시에는 사전 사용 경험, 사용 패턴 및 물리적 특성 등을 고려하여 선택하며, 선택된 용매(부형제)는 시험물질의 노출 농도 또는 시험 결과에 지장을 주어서는 안된다. 용매(부형제)는 물을 우선적으로 고려하며 무독성 물질을 선택하여야 한다. 또한 필요 시 독성변화의 회복성, 유지성과 지연성을 확인하기 위하여 회복군을 배치하여 시험을 실시할 수 있다. 회복군이 배치되는 경우 회복군 동물은 주요군(main group) 동물과 동일한 노출 농도에서 동시에 흡입 투여가 이루어져야 한다.

(2) 투여방법

시험물질 투여방법은 단회투여흡입독성시험과 동일하며 시험기간은 하루 6시간씩 주당 5일 또는 7일로써 90일간(13주) 시험하는 것을 원칙으로 하고 시험목적에 따라 2주간 또는 28일(4주)간 시험할 수도 있다. 또한, 정당한 사유가 있는 경우에는 일간 투여 시간을 조정할 수 있다.

(3) 관찰 및 측정

시험 기간 동안 매일 실험동물의 임상관찰 결과를 기록하여야 하며, 매주 실험동물의 체중 및 사료섭취량의 변화를 기록하여 최종적인 평가 시 활용한다. 투여 기간(또는 회복기간)이 종료된 후 부검 시에 생존한 실험동물로부터 혈액을 채취하여 혈액검사 및 혈액생화학적 검사를 실시한다. 혈액검사는 헤마토크리트치, 적혈구수, 백혈구수, 백혈구 백분율, 혈액응고시간, 혈소판수 등을 측정한다. 혈액생화학적 검사로는 칼슘, 인, 염소, 나트륨, 혈당, 트란스아미나제(AST, ALT), γ-GT, 요소질소, 알부민, 크레아티닌, 빌리루빈, 혈청단백, 오르니틴디카복실라제를 측정하고 그 외 필요에 따라 독성효과를 평가하는데 있어 지표가 될 수 있는 지질, 산, 염기도, 메트헤모글로빈, 콜린에스터라제 활성 등을 측정한다.

사망동물과 관찰기간이 끝난 생존 동물에 대해서는 부검 시 육안적 소견을 관찰하고 부검 즉시 간, 신장, 부신, 고환(난소), 폐의 장기무게를 측정하고 최대농도군과 대조군에 대하여는 상기장기 및 상부호흡기계(기관, 비인두조직), 림프절, 침샘(타액선), 골 및 골수, 가슴샘(흉선), 갑상샘(선), 부갑상샘(선), 식도, 위, 소장, 대장, 간(담낭), 췌장, 비장, 심장, 부신, 방광, 고환(난소), 자궁, 뇌, 뇌하수체, 대동맥, 말초신경 및 병변이 관찰된 기타 장기·조직에 대해서 병리조직학적 검사를 실시하지만 육안소견으로 보아 그 필요성이 인정되지 않는다고 판단되는 경우에는 그 일부를 생략할 수 있다.

제11장

복합제의 독성시험

제 11 장 복합제의 독성시험
(Combination drug Toxicity study)

1. 개요

  복합제에 대한 독성시험은 주로 단회투여독성시험과 반복투여독성시험 그리고 기타 독성시험 중 국소독성시험(점막자극시험)을 필요에 따라 수행하여야 한다. 복합제에 대한 단회투여독성시험, 반복투여독성시험 그리고 국소독성시험의 시험방법은 「의약품등의 독성시험기준」(식품의약품안전처 고시)에 제시되어 있다. 그러나 기 허가된 성분으로 복합제를 개발하는 경우 병용투여의 타당성, 약물상호작용, 다수의 병용처방 사례 등을 종합적으로 고려하여 독성시험 자료 제출이 면제될 수 있다. 생약이나 한약과 같은 천연물 의약품의 복합제제의 경우 「천연물의약품 비임상자료 가이드라인」(2011.6.)을 참고한다.

2. 시험방법

복합제 또는 그 복합제의 유효성분에 대한 독성시험은 다음과 같이 제제에 따라 다르게 실시하여야 한다. 경구투여제와 주사제 및 수액제의 경우 단회투여독성시험, 1개월 반복투여독성시험, 3개월 반복투여독성시험 등을 실시할 수 있다. 외용제의 경우 단회투여독성시험, 1개월 반복투여경피독성시험, 국소독성시험(점막자극시험) 등을 실시할 수 있다. 트로키제 및 전신흡수를 목적으로 하는 좌제는 경구투여제의 시험방법에 따르며, 점막자극시험을 실시한다. 흡입제의 경우 주사제의 시험방법에 따르며, 흡입독성시험을 실시하여야 한다. 점안제의 경우 외용제의 독성시험방법에 따라 단회투여독성시험, 점막자극시험을 실시하여야 하며, 점안제가 1회밖에 투여되지 않는 제제의 경우 점막자극시험의 투여기간은 1일 1회 1주간 투여로도 가능하다. 이상의 약제 이외의 약제의 독성시험은 사람에게 적용하는 방법과 생체 내 흡수가 가장 유사한 방법에 따라 실시하여야 한다.

가. 경구투여제의 독성시험
(1) 단회투여독성시험
(가) 시험방법

동물의 종류는 1종 이상을 선택한다. 다만 선택된 동물 종이 사람에서 예상되는 독성에 대한 노출을 예측하는 모델로서 적절해야 한다. 투여방법은 경구투여이며 관찰 기간은 72시간 이상이다.

(나) 시험의 생략

만약 복합제의 유효성분 모두가 경구투여 시, 문헌 등에 의한 LD50값 등으로 보아 저독성(LD50이 2 g/kg 이상인 경우)이라 판단되는 경우에는 그 유효성분 및 복합제의 시험을 생략할 수 있다.

(2) 1개월 반복투여독성시험
(가) 시험방법

동물의 종류는 1종 이상을 선택한다. 다만 선택된 동물 종이 사람에서 예상되는 독성에 대한 노출을 예측하는 모델로서 적절해야 한다. 투여방법은 경구투여이며 관찰 기간은 1개월 이상이다. 투여 용량단계는 적어도 3단계의 시험물질 투여군으로 하고, 최대내성용량 및 무해용량 등을 포함하여 용량반응관계가 나타날 수 있도록 설정한다.

(나) 시험의 생략

만약, 복합제의 유효성분 모두가 경구투여시 문헌 등에 의한 LD50값 등으로 보아 저독성(LD50이 2 g/kg 이상인 경우)이라 판단되는 경우에는 그 유효성분 및 복합제의 시험을 생략할 수 있다. 또한 복합제의 단회투여독성 시험결과 및 약리작용 등으로 보아 1개월 반복투여독성시험을 생략할 수 있다.

(3) 3개월이상 반복투여독성시험
 (가) 시험방법

동물의 종류는 1종 이상을 선택한다. 다만 선택된 동물 종이 사람에서 예상되는 독성에 대한 노출을 예측하는 모델로서 적절해야 한다. 투여방법은 경구투여이며 관찰 기간은 3개월 이상이다.

 (나) 시험의 생략

만약, 복합제의 반복투여독성과 각 유효성분의 반복투여독성시험결과가 독성학적으로 차이가 없다고 추정되는 경우에는 3개월이상 반복투여독성시험을 생략할 수 있다. 또한, 연용 가능성이 전혀 없는 복합제에 대해서는 3개월이상 반복투여독성시험을 생략할 수 있다.

나. 주사제의 독성시험
(1) 단회투여독성시험
 (가) 시험방법

동물의 종류는 1종 이상을 선택한다. 다만 선택된 동물 종이 사람에서 예상되는 독성에 대한 노출을 예측하는 모델로서 적절해야 한다. 투여방법은 원칙적으로 임상적용 경로를 따르며, 관찰 기간은 72시간 이상이다.

 (나) 시험의 생략

만약 사람에 적응하는 방법이 정맥주사인 복합제에서 정맥주사시 정확한 LD50값을 구하기 어려운 경우 그 유효성분 및 복합제의 시험을 생략할 수 있다. 또한 복합제의 유효성분 모두가 정맥주사시 문헌 등에 의한 LD50값 등으로 보아 저독성이라 판단되는 경우에는 그 유효성분 및 복합제의 시험을 생략할 수 있다.

(2) 1개월 반복투여독성시험
 (가) 시험방법

투여방법은 임상적용 경로로 하며 기타 사항은 경구투여제의 시험방법에 준한다. 또한 사람에 적응하는 방법이 근육주사인 경우 피하주사방법으로 대체할 수 있으며, 정맥주사인 경우 복강 내 주사방법으로 대체할 수 있다.

(3) 3개월 이상 반복투여독성시험
 (가) 시험방법

투여방법은 임상적용 경로로 하며 기타 사항은 경구투여제의 시험방법에 준한다. 또한 사람에 적응하는 방법이 근육주사인 경우 피하주사방법으로 대체할 수 있으며, 정맥주사인 경우 복강 내 주사방법으로 대체할 수 있다.

다. 수액제의 독성시험
 (1) 단회투여독성시험
  (가) 시험방법
　동물의 종류는 1종 이상을 선택한다. 다만 선택된 동물 종이 사람에서 예상되는 독성에 대한 노출을 예측하는 모델로서 적절해야 한다. 투여방법은 정맥투여이며 관찰 기간은 72시간 이상이다. 시험물질은 수액 및 대조수액이며, 대조수액은 원칙적으로 다음의 것을 사용한다.

　　○ 당제제 : 대응하는 농도의 포도당 주사액
　　○ 혈장증량제 : 기존의 것으로서 화학적으로 유사하고 널리 사용되는 제제
　　○ 전해질제제 : 링겔액
　　○ 아미노산제제 : 기존의 것으로서 가장 유사하고 널리 사용되는 제제

　이상의 각 항이 조합된 제제의 경우에는 유효성분에 해당하는 대조수액을 각각 당해 제제의 농도에 대응하도록 혼합 제조한 것을 사용하여야 한다.

 (2) 1개월 반복투여독성시험
  (가) 시험방법
　동물의 종류는 1종 이상을 선택한다. 다만 선택된 동물 종이 사람에서 예상되는 독성에 대한 노출을 예측하는 모델로서 적절해야 한다. 투여방법은 정맥주사 또는 점적정주이며 관찰 기간은 1개월 이상이다. 시험물질은 수액 및 대조수액이며, 대조수액은 원칙적으로 다음의 것을 사용한다.

　　○ 당제제 : 대응하는 농도의 포도당 주사액
　　○ 혈장증량제 : 기존의 것으로서 화학적으로 유사하고 널리 사용되는 제제
　　○ 전해질제제 : 링겔액
　　○ 아미노산제제 : 기존의 것으로서 가장 유사하고 널리 사용되는 제제

　상기 각 항이 조합된 제제의 경우에는 유효성분에 해당하는 대조수액을 각각 당해 제제의 농도에 대응하도록 혼합 제조한 것을 사용하여야 한다. 투여량은 수액제의 단회투여독성시험에 따라서 적의 투여 가능한 양으로 한다. 상기 투여량으로 변화가 없을 경우에는 최대 안전량으로 시험한다.

(3) 3개월 이상 반복투여독성시험
 (가) 시험방법
 동물의 종류는 1종 이상을 선택한다. 다만 선택된 동물 종이 사람에서 예상되는 독성에 대한 노출을 예측하는 모델로서 적절해야 한다. 투여방법은 정맥주사 또는 점적정주이며 관찰 기간은 3개월 이상이다. 투여량은 1개월 반복투여독성시험과 같다.

 (나) 시험의 생략
 1개월 반복투여독성시험에서 차이가 없다고 추정된 경우에는 3개월 이상 반복투여독성시험을 생략할 수 있다.

라. 외용제의 독성시험
 (1) 단회투여독성시험
 (가) 시험 방법
 동물의 종류는 1종 이상을 선택한다. 다만 선택된 동물 종이 사람에서 예상되는 독성에 대한 노출을 예측하는 모델로서 적절해야 한다. 투여방법은 피하주사이며 관찰 기간은 72시간 이상이다.

 (나) 시험의 생략
 복합제의 유효성분 중 모두가 피부적용 시, 문헌 등에 의한 LD50값 등으로 보아 저독성이라고 판단되는 경우에는 그 유효성분 및 복합제의 시험을 생략할 수 있다.

 (2) 1개월 반복투여경피독성시험
 (가) 시험방법
 동물의 종류는 1종 이상을 선택한다. 다만 선택된 동물 종이 사람에서 예상되는 독성에 대한 노출을 예측하는 모델로서 적절해야 한다. 관찰 기간은 1개월 이상이다. 복합제 및 복합제의 유효성분의 농도는 사람에게 적용하는 농도의 약 5배에 해당하는 양으로 조제한다.

 (3) 점막자극시험
 (가) 시험방법
 토끼를 이용한 안점막자극시험을 실시한다. 점막자극시험을 필요로 하는 외용제는 사람에 적용하는 방법이 점막에 사용하는 것 또는 점막에 사용될 가능성이 있는 것으로 한다. 점막에 대한 자극성을 알기 쉬운 시험방법이 이 방법보다 우수한 것이 있을 경우 그 방법에 따라서 시험할 수 있다.

제 12 장

독성동태시험

제 12 장 독성동태시험
(Toxicokinetic study)

1. 개요

「의약품등의 독성시험기준」(식품의약품안전처 고시)에서는 독성동태시험을 별도의 시험으로 분류하고 있지 않다. 그러나 단회투여독성시험, 반복투여독성시험, 생식·발생독성시험, 유전독성시험, 항원성시험, 발암성시험에서 필요 시 독성동태시험을 적용할 수 있도록 하고 있다. 이에 본 장에서는 일반적인 독성동태시험에 필요한 사항을 기술하였다.

의약품 후보물질에 대해 독성시험을 하는 목적은, 동물실험이나 *in vitro* 시험에 의한 약물의 독성 영향을 용량, 투여기간 및 투여경로에 따라 밝힘으로써, 인체에서의 독성을 추정하는 것이다. 그러나 독성의 발현은 아래 표에서처럼 여러 가지 인자에 의해 영향을 받으므로, 실험동물에서의 결과를 인체에 외삽할 때에는 주의가 필요하다. 독성발현에 차이가 생기는 원인은 약물의 흡수, 분포, 대사, 배설에 의한 차이, 즉, 약물동태학(pharmacokinetics)적 차이와 표적장기에 있어서의 반응성의 차이로 대별할 수 있다.

[표 20] 독성반응에 영향을 미치는 인자

유전적 인자	종, 계통, 성, 개체차
생리학적 인자	연령, 임신 등
병리학적 인자	질환(간장애, 신장장애 등)
환경 인자	온도, 소음, 사육밀도
약제학적 인자	시험물질의 안정성 용매(수성, 유성, pH 등) 제형(캡슐제, 정제, 현탁제, 분말제 등)
실험적 인자	투여경로, 투여속도, 투여량, 섭이, 절식
약물상호작용	상승작용, 길항작용 등

약물동태학적 차이에 관해서는 인간과 실험동물의 혈액 중 약물농도를 측정하고 비교 평가하는 것으로부터 많은 정보를 확인할 수 있다. 「독성동태」라는 용어의 정의는 대상으로 하는 물질이나 연구분야에 따라 서로 다를 경우가 있다. 즉, 인간에서의 약효를 기대하는 의약품이 몸 안에 들어오는 동태를 약물동태로 하고, 약효를 기대하지 않는 농약이나 일반 화학물질의 동태를 독성동태라고 일컫는 경우가 있다. 또한, 독성이나 안전 용량 등 독성학자의 특수한 관심을 강조하여 약물동태 중 의약품의 부작용이나 화학물질 등의 독성발현에 초점을 맞춘 것을 독성동태라고 부르는 경우도 있다.

ICH에서 합의된 독성동태 가이드라인에서는 "전신적 노출을 평가하기 위해 비임상시험의 수행과정 중 일부 또는 별도의 보조 시험으로서 약물동태 자료를 얻는 것"이라고 정의하고 있다. 「의약품등의 독성시험기준」(식품의약품안전처 고시)에서는 독성동태를 "독성시험 수행 시 시험물질의 전신 노출도를 평가하기 위하여 약물동태학적 자료를 산출하는 시험"이라 정의하였으며, "시험물질의 노출도와 독성시험에서의 용량단계 및 시간경과와의 상관성을 연구하는 것"을 목적으로 한다.

독성동태시험을 진행하는 2차적인 목적으로는 ① 노출양상과 독성소견을 연관 지음으로써 이러한 독성소견과 임상에서의 안전성과의 상관성 평가에 기여하고, ② 비임상시험에서 동물 종 및 투여방법의 선택에 필요한 자료를 제공하고, ③ 독성소견과 관련하여 추후에 진행되는 비임상시험의 계획 수립에 도움을 주는 정보를 제공하는 것이다.

2. 시험방법

「의약품등의 독성시험기준」(식품의약품안전처 고시)에서 독성동태에 대해 언급된 독성시험은 단회투여독성시험, 반복투여독성시험, 생식·발생독성시험, 유전독성시험, 항원성시험 및 발암성시험이 있다. 시험방법은 단회투여독성시험과 반복투여독성시험을 예시로 하였으며, 그 외 독성동태시험에서 고려할 사항은 "4. 기타시험별 독성동태시험" 항의 내용을 참고할 수 있다. 그 외의 본 해설서에서 언급되지 않은 *in vivo* 시험의 경우에도 독성동태자료가 활용될 수 있다.

단회투여독성시험은 대개 생체시료의 분석방법이 개발되기 전인 초기단계에 수행되므로, 단회투여독성시험에서 독성동태시험을 동시에 실시하는 것은 일반적으로 어렵다. 그러나 필요한 경우에는 추후의 분석을 위해 혈액 등의 생체시료를 채취하여 보관할 수도 있으며, 이 경우 생체시료내에서의 분석물질에 대한 안정성 자료가 필요하다. 독성시험결과에 대해 문제점이 제기될 경우 단회투여독성시험이 완료된 후에 추가적인 독성동태시험을 수행할 수도 있다. 단회투여 독성동태시험결과는 제제의 선택 및 시험물질의 노출속도와 노출기간을 예측하고 다음 단계의 독성시험에서 적절한 용량 단계를 선택하는데 도움이 될 수 있다.

반복투여독성시험에서 투여방법 및 동물종은 가능한 한 시험물질의 효능 및 약물동태학적 원리에 근거하여 선택되어야 한다. 그러나 초기연구에서는 동물 및 사람에서의 약물동태학적 자료를 얻기 어려우므로 반복투여독성시험 계획에 적절히 독성동태시험이 포함되도록 한다. 즉, 적절한 용량군에서 투여와 투여사이의 기간 또는 보통 14일간 수행되는 첫 단계의 반복투여독성시험기간 중에 적당 횟수의 생체시료를 채취하여 최고혈장농도(C_{max}), 최고혈장농도에 도달하는 시간(T_{max}), 특정시간에서의 혈장농도(C_{time}) 및 혈중농도-시간반응곡선하면적(AUC)등을 산출할 수 있다. 다음 단계의 반복투여독성시험 계획은 첫 단계에서 실시한 반복투여독성시험결과 및 독성동태시험결과에 의해 제안된 투여계획에 따라 수정될 수 있다. 진행된 독성시험결과를 해석하는데 문제가 있을 경우에는 생체시료의 채취 횟수를 적절히 변경할 수 있다.

가. 시험의 준비

일반적인 독성시험에서와 마찬가지로 독성동태시험을 수행하기 위해서는 사전정보의 수집이 중요하다. 한편, 다른 독성시험에서는 투여용량이 결정되면 정형화된 형식에 따라 일정기간 시험을 진행하게 되는데 독성동태시험에서는 시험물질의 개별 특성에 맞추어 시험을 고려하여 준비하여야 한다.

(1) 시험물질

독성동태시험의 실시 전, 각 시험물질의 물리화학적 특성에 관한 정보가 필요하다. 시험물질의 특성에 따라 용해도, 조직 투과 및 분포도, 대사율 및 배설 등에 서로 다른 양상을 나타내므로 시험물질에 관한 구체적인 정보가 매우 중요하다. 하지만 현실적으로 시험물질의 독성을 파악하여 약물로서의 가능성을 시험하는 단계에서는 시험물질에 관한 충분한 내용을 뒷받침할 만한 연구가 수행되기 어렵다. 따라서 소수의 실험동물을 대상으로 예비시험을 실시하여 투여될 용량에서의 독성동태 정보를 미리 알아보고 본 시험에 대비하는 것이 적절하다.

(2) 예비시험
 (가) 단회투여독성시험

단회투여 후 일정시간에 채혈하여 혈중농도의 추이를 관찰하는 예비시험을 실시한다. 정맥투여 시에는 가능한 투여 직후 바로 채혈을 할 수 있도록 하는 것이 필요하다. 대부분의 정맥투여의 경우는 일차 소실속도를 나타내며 혈중에서 소실되는데, 시험물질의 조직 분포가 매우 큰 경우에는 혈중에서 빠르게 소실되어 충분한 정보를 얻기 어려우므로 투여 직후 채혈하는 것이 필요하다. 그러나 실제 여러 마리를 동시에 시험하는 현실적인 면을 감안하면 투여 후 초기 2~5분 이내에는 채혈을 하는 것이 좋다.

비정맥투여인 경우의 혈중농도 추이는 일반적으로 흡수기와 최고혈중농도, 배설기의 세 단계로 나눌 수 있는데, 대부분의 시험물질은 투여 후 30분에서 1시간에 최고혈중농도에 도달하게 된다. 따라서 투여 전 및 최고혈중농도 도달 전에 2~3회, 최고혈중농도 부근에서 2~3회, 소실단계에서 3~4회의 채혈이 필요하다. 소수의 실험동물을 대상으로 시험한 후 혈중농도 추이를 살펴보고, 보다 정밀한 조정을 통해 본 시험에서 채혈 시점을 결정한다. 모든 투여 경로에서 최종 채혈 시점은 소실기에서의 반감기를 기준으로 그 3배 이상의 시점까지 해야 충분한 혈중농도의 추이를 알아볼 수 있다.

 (나) 반복투여독성시험

현재 진행되고 있는 대부분의 독성동태시험에서 혈중농도의 변화는 투여 첫날과 마지막 날에 시험하는데, 예비시험 단계에서는 반복투여가 되고 있는 중간 시점에서의 혈중농도 변화를 모니터링하는 것이 매우 유용할 수 있다. 반복투여 시 혈중 소실반감기의 약 5배 이상의 시점이 되면 항정상태에 도달하게 되는데 이때 투여 직전에 채혈하여 항정상태에서의 혈중농도와의 변화를 비교평가하면, 반복투여에 따른 효소 유도나 억제, 혹은 약물수송체의 변화에 따른 시험물질의 분포 및 배설의 변화와 이를 통한 혈중농도의 양상을 파악하는데 도움이 된다.

이론적으로는 항정상태에서의 혈중농도 추이는 투여 마지막 날과 동일하기 때문에 반드시 투여 최종일에 혈중농도 추이를 측정할 필요는 없으나, 일반적으로는 투여 마지막 날에 행해지고 있다. 또한 반복투여 후의 혈중소실 양상(혈중소실속도상수 혹은 혈중소실 반감기)을 통해 시험물질의 대사나 배설에 포화가 나타나는지를 판단할 수 있다.

(3) 용량별 혈중농도 변화추이

중간용량 이상 특히 고용량에서는 과량을 투여하기 때문에 정맥투여의 경우 반감기가 길어지면서 체내에서의 소실이 느려지는 현상을 흔히 볼 수 있다. 한편 비정맥투여의 경우는 흡수되는 단계에서 많은 양이 지속적으로 흡수되어 Tmax가 뒤로 밀리면서 Cmax나 AUC가 비례적으로 증가되지 않는 양상을 보일 수 있다. 소실기에도 정맥투여 시와 마찬가지로 대사나 배설에 포화로 인한 반감기의 증가가 관찰될 수 있으므로 투여용량의 설정에 주의하는 것이 좋다.

(4) 실험동물 수의 산정

독성동태시험에서도 실험동물간의 개체차를 고려하여야 한다. 다시 말하면 흡수나 대사, 배설 등이 개체 간에 많은 차이를 보이는 경우는 개체수를 늘려서 시험하는 것이 좋다. 일반적으로 예비시험 시에 1~2마리를 대상으로 시험하는데 가능하면 예비시험 단계에서부터 3~5마리 정도로 시험하여 개체간의 변이가 어느 정도 있을지를 미리 파악하는 것이 좋다.

반복투여 시 독성동태시험의 경우, 토끼나 개 등의 중동물에서는 반복채혈이 가능하므로 동일 개체에서 투여 첫날과 마지막 날 채혈하는 것이 부담이 적지만, 랫드나 마우스 등의 소동물에서는 투여 첫날과 마지막 날에 채혈할 군을 따로 두어야 할 수도 있다. 따라서 소동물을 이용한 시험에서는 중동물보다 투여 첫날과 마지막 날의 자료에 개체차가 더 많이 반영될 수 있으므로, 이를 감안하여 실험동물의 수를 늘리는 것을 고려한다.

나. 시험의 실시

예비시험 등을 통해 얻은 사전 정보를 토대로 독성동태시험을 실시하게 되는데 항목 별로 고려할 사항은 아래와 같다.

(1) 실험동물, 용량, 빈도 및 경로

독성시험이 수행되거나 수행될 예정인 실험동물과 같은 종(또는 계통)을 대상으로 동일한 용량, 빈도 및 경로를 통해 시험물질을 투여한다. 다른 독성시험에서는 무처치 대조군을 두어 투여 군과의 독성을 비교하지만 독성동태시험에서의 대조군은 이론적으로 불필요하다. 투여군에 사용될 동물의 수는 예비시험을 통해 얻은 개체간 편차를 고려하여 산출한다.

(2) 투여기간 및 채혈일정

하루 여러 번 복용하게 되는 약물의 경우는 일반적으로 2주 반복투여시험을 진행하며, 7일간 복용하는 경우는 4주 반복투여시험을 진행한다. 30일 내의 복용이 필요한 약물의 경우는 3개월까지, 30일 이상의 장기복용이 필요한 약물의 경우는 6개월 동안 반복투여하여 시험하는 것이 일반적이다. 불연속적으로 복용하는 약물의 경우는 총 복용 기간의 합이 1년에 1개월을 넘거나 반감기가 매우 길어서 체내에 오래 잔류할 경우는 6개월 반복투여시험을 하는 것을 권고하고 있다. 3개월 혹은 6개월의 독성 시험을 실시하기 전에, 2주 혹은 4주 반복 시험을 통해 적절한 용량을 확보하기 위한 예비시험(DRF, dose range-finding study)을 실시하는 것이 적절하다. 6개월 이상의 만성 독성 시험 시 12개월 시험을 진행하는 것이 6개월 시험과 비교하여 과학적으로 특별히 다른 의미가 없다고 판단이 되면, 시험의 중복을 피하기 위해 설치류는 6개월, 비설치류는 9개월간 투여하는 것을 권장한다.

독성시험에 비해 독성동태시험에서는 시험물질 투여시간을 더욱 엄격하게 지키는 것이 정확한 결과를 얻는데 도움이 된다. 다시 말하면, 독성동태학적 정보는 시간의 흐름에 따라 변화되기 때문에 동일한 시간에 반복적으로 시험물질이 투여되어야 정확한 정보를 얻을 수 있다. 예비시험 결과로 얻어진 독성동태의 특성을 감안하여 본시험의 채혈하는 일정 및 시점을 선택한다.

(3) 채혈시간

예비시험 등 사전 자료를 이용하여 혈중의 시험물질 농도 추이를 가장 잘 설명할 수 있는 채혈시간을 정한다.

다. 생체시료의 분석

독성동태시험을 통해 얻은 생체시료를 분석하여 그 결과로부터 약물동태학적, 독성동태학적 평가를 하게 되는데, 생체시료 중 일반적으로 많이 사용되는 시료인 혈액(전혈, 혈장 및 혈청)을 이용한 분석과정에서 고려할 사항은 아래와 같다.

(1) 생체시료의 운반 및 보관

보통 혈액시료를 운반할 때에는 드라이아이스를 넣은 컨테이너에 밀폐된 상태로 얼려서 운반한다. 가장 주의할 점은 도착할 때까지 시료는 냉동상태로 운송되어야 하며, 온도기록 장치를 이용하면 운반과정에서의 온도변화를 기록할 수 있다.

혈액시료의 경우에는 안정성을 유지하기 위하여 다음의 사항을 고려한다.

○ 목적에 맞는 항응고제를 적절하게 사용한다.
○ 채혈 시점부터 보관까지의 시간을 최대한 단축하여야 한다.
○ 시험 목적에 맞게 설정된 온도에서 보관한다.
○ 냉/해동을 반복하는 것은 시료의 안정성에 영향을 주므로 지양한다.

원하는 분석법에 적합하도록 얻은 혈액시료는 다양한 조건하에서 저장한다. 일반적으로 혈장과 혈청은 실험실용 초저온냉동고에 넣어 -70 ℃에서 보관한다. 한편 림프구나 cellular specimen 등은 액체질소통에서 -150 ℃이하로 보관한다.

(2) 생체시료의 전처리

생체시료는 분석물질(analyte)을 간섭물질로부터 선택적 추출(selectively extract), 농축(concentrate), 정제(purify)하는 전처리과정을 거친 후, 분석기기에 주입하여 분석한다.

일반적으로 분석 과정은 다음의 4단계를 거치게 된다.

○ Sample preparation
○ Analytical separation
○ Detection
○ Data processing

생체시료를 분석하는 과정에서 전처리과정은 전체 분석 시간의 절반 이상을 차지할 정도로 시간이 걸리는 과정이므로, 어떠한 기술을 사용하여 효과적이고 신속하게 분석하느냐 하는 것이 전처리과정에서 중요하다.

독성동태시험에서 분석을 위해 사용되는 생체시료는 혈액시료 뿐만 아니라, 뇨, 타액, 모발, 땀, 뇌척수액, 누액, 균질화한 조직 등도 이용된다. 그런데 이러한 생체시료들은 각종 염, 산, 염기, 단백질, 유기물질들을 함유하기 때문에, 분석하고자 하는 물질의 분리가 쉽지 않다. 게다가 대부분의 경우 분석물질은 이러한 생체시료 안에 존재하는 구성 물질보다 농도가 낮다. 비록 최신의 분석기기들이 감도가 우수하고 매우 효율적으로 물질을 분석해낼 수 있다고 하더라도 생체시료 중에 존재하는 방해성분의 간섭 없이 분석 성분을 검출해 내는 것은 분석의 성공 여부를 좌우하는 아주 중요한 단계라고 할 수 있다.

일반적으로 분석기기에 직접 시료를 주입하여 분석을 하면 곤란한 문제들이 많이 발생한다. 예를 들어 전처리과정을 거치지 않은 단백질성 생체시료를 역상-컬럼을 사용하는

HPLC에 직접 주입하였을 경우, 컬럼의 고정상입자에 단백질이 비가역적인 흡착을 하고 단백질이 변성하는 등의 문제가 발생하며, 이는 컬럼의 성능을 급격히 퇴화시켜 분석의 재현성을 떨어뜨리거나 컬럼을 막히게 하는 등의 문제점을 발생시킨다.

따라서 이러한 문제점을 해결하기 위해 적절한 전처리 기법을 적용하여, 분석에 방해되는 물질을 제거한 시료는 GC, HPLC, GC/MS, HPLC/MS 등의 적합한 분석기기에 주입하여 정성, 정량분석을 하게 된다.

그러므로 시료의 전처리 과정에서 우선적으로 고려해야 할 사항은 분석하고자 하는 성분이 효과적으로 추출되어야 하며, 그 외의 분석 방해 성분을 최소화할 수 있는 선택성이 있어야 하고, 여과 분배 정제과정에서의 회수율 및 재현성이 있어야 한다는 것이다. 거기에다 신속하고 간편하며 경제성이 있으면서 담당자에게 유해하지 않고 친환경적인 면을 지닌 것이 바람직한 전처리 방법이다.

일반적으로 생체시료 분석의 경우에 사용되는 전처리방법은 아래와 같다.

단백질 침전법(Protein precipitation, PPT)은 생체시료에 과량의 유기용매(아세토니트릴 등)를 첨가하여 단백질을 침전시키는 방법이다. 보통 시료의 3~4배 부피의 유기용매를 생체시료(보통 혈장)에 가하면, 단백질이 침전을 일으키며, 그 후 원심분리를 하여 상층액을 취하는 방법이다. 액체-액체 추출법 (Liquid-liquid extraction, LLE)은 가장 고전적인 방법이지만, 사용가능한 용매의 극성 범위가 넓고 적용할 수 있는 범위가 다양한 것이 장점이다. 그러나 환경과 인체에 좋지 않은 영향을 미치는 다량의 유기용매를 사용하는 것과 분리효율이 낮은 것은 단점으로 작용한다. 이러한 단점을 극복하고 새로운 시료 전처리 방식을 개발하기 위해 고체상 추출법(Solid-phase extraction, SPE), 고체상 미세추출법(Solid-phase microextraction, SPME), 액체상 미세추출법(Liquid-phase microextraction, LPME), 초임계유체 추출법(supercritical fluid extraction, SFE) 등 여러 다양한 방법들이 개발되었으며, 최근에는 다양하게 개발된 고체상을 활용할 수 있는 SPE가 LLE를 대체하는 추세이다. SPE는 LLE보다 일반적으로 회수율과 선택성이 좋으며, 대량의 시료 전처리시 소요되는 시간을 줄일 수 있는 장점이 있다.

(3) 분석기기를 이용한 정성-정량 분석
생체시료 내에 존재하는 분석물질의 정성(qualitative)-정량(quantitative)분석 시 활용되는 대표적인 분석기기는 가스크로마토그래피(Gas chromatography)와 액체크로마토그래피(Liquid chromatography) 및 이와 연결하여 사용하는 질량분석기(Mass spectrometer)가 있으며, 각각의 간략한 소개는 아래와 같다.

(가) 가스크로마토그래피
- ○ 열에 안정한 물질의 분석에 유리
- ○ 최고의 분리능(OTC 사용)
- ○ 고감도 및 특별한 검출기 사용 가능(ECD, MSD 등)
- ○ 신속성
- ○ 정지상의 조합에 의하여 분리능을 최적화

(나) 액체크로마토그래피
- ○ 이론적으로 GC보다 더 선택적
- ○ 실온 부근에서 작동
- ○ 특별한 검출기의 사용 가능(ELSD, FLD, MSD 등)
- ○ 이동상의 조합에 의하여 분리능을 최적화
- ○ 제조용(preparative scale) 분리 가능
- ○ 이동상 조성을 이용한 gradient 시스템으로 분리능을 최적화

(다) 질량분석기

질량분석기는 주입된 시료의 분자를 빠른 속도로 가속된 양이온으로 만들어, 이들의 질량과 전하량과의 비에 따라 분리하는 기기로, 극미량의 시료에서 목적하고자 하는 약물의 정성분석이 가능하므로, NMR이나 IR 등의 다른 기기적 방법보다 화학구조를 밝히는데 유용하게 사용된다. 또한 이온 전류가 시료의 농도에 비례적으로 반응하므로 정량분석에도 사용할 수 있다. 현재는 GC 및 LC 또는 ICP 등의 다양한 분석기기의 검출기(detector)로서 연결하여 사용이 가능하기 때문에, 여러 화학관련 정성/정량 분석에 널리 활용되며, 다양한 생체시료에서 약물 또는 그 대사체의 농도를 검출해야하는 약물동태 및 독성동태분야에서도 감도, 선택성 및 재현성 등의 우수성으로 많이 활용되고 있다.

(4) 검량선(calibration curve) 작성법

표준 용액을 만들어 농도별로 반응성을 측정하여 검정 곡선을 만든 후 미지 시료를 읽어 검량곡선에 대입하여 해당하는 농도를 결정하는 것을 정량분석이라 하며, 생체시료를 분석하는 과정에도 생체시료 중의 분석물질을 정량하기 위해서는 양을 알고 있는 표준시료(standard)와 비교해야 한다. 표준시료의 양에 대한 검출기의 반응(일반적으로 피크의 면적) 간의 관계를 나타낸 것을 검량선(calibration curve)이라 하며, 주로 활용되는 검량선 작성법에는 다음과 같은 세 가지 방법이 있다.

(가) 검량선법(Calibration curve method)
  ○ 검정 곡선의 특징 : 직선성을 가져야 한다.
  ○ 검량선 : peak area(혹은 peak height) vs 농도비

(나) 표준물첨가법(Standard addition method)
  ○ 표준물 : 시료 성분과 동일해야 한다.
  ○ 일정량의 시료에 표준용액의 양을 변화시켜 peak area를 결정한다.
  ○ peak area는 첨가한 표준용액의 양에 비례한다.
  ○ 검량선 : peak area vs 첨가한 표준 용액의 농도

(다) 내부표준물질법(Internal standard method)
  ○ 내부표준물질(IS) : 분석물질과 다른 표준물
  ○ [면적비 ∝ 농도비] 의 관계를 이용
  ○ 일정량의 내부표준물질(IS)을 표준시료(std)와 미지시료(sample)에 첨가한다.
  ○ 검량선 : 면적비 (Astd/AIs) vs 농도비(혹은 무게비, 혹은 %)

(5) 분석법의 개발 및 검증

독성동태시험의 분석은 시험물질에 특이적이고 시험의 목적에 부합되는 감도를 가진 분석법을 개발하여 검증을 거쳐 진행하여야 한다. 분석법의 개발은 ① 시험물질의 물리·화학적 성질, ② 분석기기의 선택 및 분석조건의 확립, ③ 시험물질의 약물동태학적 파라미터, ④ 생체시료의 종류 및 전처리 방법, ⑤ 생체시료의 안정성 및 보관조건 등을 고려하여 진행한다. 또한 이렇게 개발된 분석법은 아래와 같은 분석법 검증을 구성하는 파라미터에 의하여 검증(validation)할 필요가 있다. 이는 특이성(specificity), 정확성(accuracy), 정밀성(precision), 회수율(recovery), 검량선(calibration curve) 및 안정성(stability) 등으로 구성되며, 독성동태시험의 분석법 검증에 관한 자세한 내용은 「생체시료분석법 밸리데이션 가이드라인」(식품의약품안전처, 2013.12.)과 해설서인 「생체시료분석법 밸리데이션 해설서」(식품의약품안전청, 2010.6.)를 참조할 수 있다.

3. 평가방법

  독성동태시험의 특성을 잘 이해하기 위해서는 기본적으로 약물동태의 해석에 관한 기본적인 지식이 필요하며, 이를 바탕으로 독성동태시험을 설계하고 평가한다.

가. 약물동태학적 해석

  약물동태학(Pharmacokinetics)은 체내에 투여된 약물의 시간 경과에 따른 흡수(Absorption), 분포(Distribution), 대사(Metabolism) 및 배설(Excretion) 과정을 수학적인 계산을 통해 정량적으로 이해하고자 하는 학문이며, 앞 글자를 따서 ADME라 불려진다. 한편 투여된 약물의 약물동태학적 변화에 따라 약리작용의 변화를 연구하는 분야를 약물약력학(Pharmacodynamics)이라 한다.

  (1) 흡수(Absorption)
  본 시험의 목적은 시험물질의 생체로의 흡수가 어떻게 진행되며, 이용되는가를 명확히 하는데 있다. 약물의 약효나 독성발현은 작용부위의 약물농도와 밀접한 관계가 있다고 되어있지만, 작용 부위의 농도를 엄밀히 측정하는 것은 곤란하다. 그러나 많은 경우에 있어서 혈중농도는 작용부위 농도와 좋은 상관관계가 있는 것으로 생각되며, 또한 비교적 얻기 쉬운 데이터이고, 혈중농도의 추이는 임상시험의 단계에서 사람으로부터 얻어지기 때문에 비임상시험의 데이터와 비교하는 것이 가능하다. 흡수율을 직접 측정하는 것은 곤란하며, 일반적으로 혈중농도(혈청, 혈장 또는 전혈)를 측정하여 Cmax, Tmax, AUC 등을 산출함으로써 흡수의 정도와 속도를 추정할 수 있다. 또한 약물의 흡수는 투여량에 따라서 변화하는 경우가 있기 때문에 투여량과 약물동태 파라미터간의 상관관계를 조사하여 흡수의 비선형성의 유무를 검토하는 것이 필요하다.

  (2) 분포(Distribution)
  약물의 체내분포를 명확히 하는 것은 그 약물의 약효나 부작용 등의 독성을 예측하는데 유용하다. 분포시험은 약물의 체내분포에서의 시간에 따른 변화를 확인하고자 하는 목적으로 실시하며 원칙적으로 단회투여에 의한 장기 및 조직 내 농도를 측정한다. 분포시험에서 검토해야 할 장기 및 조직은 임상에서의 투여경로, 유사한 약물에서의 정보 등에 기초하여 판단할 수 있으며 조직분포시험은 다른 시험과는 달리 사람에서 수행할 수 없다는 특징을 가진다. 조직분포의 시간에 따른 변화를 확인하기 위해서는 최고 혈중농도를 나타내는 시점과 분포분위로부터의 소실을 확인하는데 충분한 시점을 포함한 여러 시점에서의 분포를 측정할 필요가 있다.

(3) 대사(Metabolism)

대사시험의 목적은 약물의 주된 대사경로 및 대사의 정도와 속도를 명확히 규명하는데 있다. 대사 프로파일은 약물을 실험동물에 투여한 후 경시적으로 채취한 혈액, 뇨, 담즙, 변 등의 생체시료 중의 약물 및 그 대사체를 정량함으로써 대사 경로, 대사 부위, 불안정한 중간 대사체 및 생체성분과 결합한 대사체를 규명하며, 이를 위하여 *in vitro* 시험과 연관하여 진행하기도 한다. 대사체가 독성학적으로 혹은 약리학적으로 활성을 가진 경우에는 그 활성과 혈중농도 또는 조직 분포량으로부터 임상에서의 의의를 고찰해야 할 수도 있으며, 대사과정은 종간 차이가 현저하기 때문에 사람을 포함한 동물 종간의 대사프로파일을 비교연구하는 것도 중요하다. 최근에는 약물의 체내 대사과정에 대사효소와 약물수송체 등이 크게 관계하고 있음이 밝혀졌으며 이에 대한 연구가 활발하게 진행되고 있다.

(4) 배설(Excretion)

생체에 흡수되어진 약물은 투여된 모체화합물 형태로 또는 대사과정을 거쳐 최종적으로 체외로 배설된다. 약물은 대부분 신장에서 뇨로, 간에서 담즙으로 배설되지만, 약물의 특성상 호흡, 타액 또는 모발을 통해서 배설되는 경우도 있다. 배설시험의 목적은 약물과 그의 주요한 대사체의 배설경로 및 배설의 정도와 속도를 명확히 규명하는데 있으며, 일반적으로는 뇨, 변, 호흡 중의 배설량을 시간에 따라 측정한다. 투여량 대비 총 배설량이 낮은 경우는 약물 및 대사체의 체내잔류 가능성을 생각해 볼 수 있으며, 사체에서의 잔존율을 포함한 총 회수율을 통하여 이를 평가할 수 있다. 담즙배설이 약물동태 평가에 있어서 중요하다고 추측되는 경우는 담즙 중 배설시험의 실시가 필요하다. 담즙배설량이 많고 더구나 혈중농도 추이로부터 장관순환이 약물동태에 중요한 영향을 준다고 생각되는 경우에는 그 가능성에 대하여 실험적으로 검토하고 실험동물에서의 배설 프로파일을 명확하게 하는 것이 중요하다.

나. 독성동태학적 해석

독성동태시험에 주로 사용되는 파라미터들은 일반 약물동태시험에서 사용되는 것들과 크게 다르지 않으며, 정맥이외의 투여와 정맥투여에서 고려할 파라미터들은 아래와 같다.

(1) 정맥이외 투여

시간별 혈중농도 곡선으로부터 혈중농도곡선하면적(AUC), 최고혈중농도(Cmax), 최고혈중농도 도달시간(Tmax), 혈중소실속도상수(kel), 혈중소실반감기(t1/2) 등의 변수들을 산출하고 성별의 차이, 혈중농도 증가에 따른 Cmax, AUC 등의 변화와 반복투여에 따른 체내축적성 여부 등을 평가한다.

(2) 정맥 투여

시간별 혈중농도 곡선으로부터 혈중농도곡선하면적(AUC), 혈중소실속도상수(kel), 혈중소실반감기(t1/2) 등의 변수들을 산출하고 성별의 차이, 혈중농도의 증가에 따른 AUC의 변화, 반복투여에 따른 체내축적성 여부 등을 평가한다. 또한 겉보기분포용적(Vd)이나 총배설율(Cltot) 등의 변수들을 계산하여 시험물질의 분포 및 배설을 기술한다.

(3) 결과의 해석

대부분의 독성동태시험이 투여 첫날과 투여 마지막 날에 실시되는데, 이때 위에서 언급한 파라미터들을 각각 산출한다. 투여 첫날의 Cmax나 AUC 등을 마지막 날의 값들과 비교하여 반복투여에 따른 축적성(accumulation)이 나타나는지를 확인하고, 반감기나 소실속도상수 등의 변화를 통해 대사나 배설에서의 포화 여부를 확인할 수 있다. 또한 독성동태 파라미터에서의 실험동물 성별 차이도 고려한다.

반감기가 짧아 24시간 이내에 모두 혈중에서 소실이 되는 시험물질의 경우는 투여 첫날과 반복투여 후 Cmax, AUC, 반감기 등에 변화가 나타나지 않을 수 있다. 많은 경우 고용량을 반복투여함에 따라 축적이 나타나게 된다.

대사 혹은 배설에 포화를 보이는 경우 소실속도상수 대신 미카엘리스-멘텐 방정식을 도입하여 최대반응속도(Vmax)와 미카엘리스-멘텐상수(KM) 등의 값을 산출할 수 있다. 반감기의 5배 이상 반복투여하면 항정상태에 도달하게 되는데 대부분 2주 혹은 4주 동안 반복투여하면 투여 마지막 날에는 항정상태에 도달한다. 저, 중 및 고용량의 세 농도에서 평균 혈중농도와 투여속도를 이용하면 Vmax와 KM 값을 계산할 수 있는데 동일 개체 내에서 얻을 경우 보다 정확한 값을 얻을 수 있으나, 용량을 달리한 반복투여는 불가능하므로 개체 차이는 고려 대상에서 제외한다. 때로는 투여되는 시험물질이 간의 대사효소들을 유도(induction)하거나 억제(inhibition)할 수 있다. 전자의 경우는 반복투여에도 불구하고 오히려 시험물질의 혈중농도가 낮아지는 현상이 나타나며, 대사체를 동시에 정량하면 대사체의 증가를 관찰할 수 있다. 대부분 간 대사효소가 유도되기 위해서는 약 1주일의 시간이 소요되며 이에 대한 사전정보가 있는 경우는 독성동태시험 시 고려되어야 한다. 이와 반대로 대사 효소를 억제하는 경우는 투여된 시험물질의 혈중농도가 증가하게 되며 대사체는 감소한다. 효소 유도의 경우와 달리 억제작용은 단회투여 후 바로 나타날 수 있으므로, 이는 예비시험을 통하여 사전에 확인할 수 있다.

간 대사효소들의 억제 혹은 유도 작용 외에 약물수송체의 억제나 유도 작용도 나타날 수 있다. 특히 투여된 시험물질이 위장관이나 신장 등에 많이 분포되어 있는 약물수송체에 대한 기질물질(substrate)인 경우 반복투여에 의해 약물수송체의 활성을 증가시킬 수 있는데, 이 경우 시험물질의 흡수를 낮추거나 신장에서의 재흡수를 늘려 독성동태에 영향을 줄 수 있다. 그 반대로 시험물질이 약물수송체를 억제하는 경우 역시 충분히 고려하여 결과를 해석한다.

4. 기타시험별 독성동태시험

가. 생식독성시험

(1) 서론

독성동태시험자료는 동물 종의 선택, 시험계획 및 투여방법을 조정할 필요성을 제시할 수 있으므로, 생식·발생독성시험의 시작 전에 약물동태정보를 입수하는 것이 바람직하다. 이때의 약물동태정보는 복잡하거나 또는 임신·수유 동물에서 얻은 것일 필요는 없으나 시험결과에 따라서는 시험의 평가시점에 임신 또는 수유 동물에서의 약물동태정보가 필요할 수도 있다.

보통 생식·발생독성시험에서 노출의 한계는 모체독성에 따라 결정된다. 따라서 일부 생식·발생독성시험에서(특히 저독성 화합물의 경우) 독성동태 모니터링의 가치가 있으나 모든 화합물에 대하여 일반적으로 필요한 것은 아니다.

약리반응 또는 독성이 나타나지 않아 전신적 노출이 충분히 이루어졌는가 의문이 생길 경우에 독성동태자료는 생식과정의 여러 단계에서 투여에 의한 노출의 평가에 유효하게 응용할 수 있다.

독성동태자료를 얻기 위하여 암컷동물의 여유 동물군을 사용하는 것이 좋다.

(2) 수태능시험

반복투여독성시험법의 일반적 원칙을 적용한다. 수태능시험을 모니터할 필요성은 사용되는 투여법 및 선택된 동물 종을 이용하여 실시한 그 이전의 시험에서 얻어진 정보에 의해 결정된다.

(3) 임신 및 수유동물에서의 시험

노출기간 동안의 투여계획은 독성관찰 결과와 독성동태시험 원칙에 따라 결정되어야 한다. 임신동물과 비임신동물 간에 약물동태가 다를 가능성을 고려할 수 있다. 모체, 배자, 태자 또는 차산자의 특정 일령에서의 노출평가를 독성동태시험에 포함하는 수도 있다. 차산자의 노출에 대한 역할을 명확하게 하기 위하여 유즙으로의 분비를 측정할 수 있다. 어떤 경우에는 배·태자 이행 및 유즙으로의 분비를 조사하기 위하여 추가시험이 필요하거나 적절한 경우도 있다. 시험물질의 태반이행을 증명할 수 없는 동물 종에 대하여는 생식·발생독성시험의 해석에 주의하여야 한다.

나. 유전독성시험
생체내(*in vivo*) 유전독성시험에서 음성의 결과가 나온 경우, 사용된 시험종에서의 전신 노출을 증명하거나 대상 조직에서의 노출의 특성을 확인하는 것이 바람직하다.

다. 발암성시험
(1) 용량 설정 시험

선행된 독성시험에서 사용한 시험동물과 다른 종 및 계통을 사용하는 경우와 투여경로 및 투여방법이 다른 경우, 특히 시험물질을 사료에 혼합하여 투여하는 경우에는 독성동태시험 계획 수립 시 특별한 주의를 기울여야 한다. 독성동태시험자료는 임상에서의 노출정도를 고려하여 발암성시험 용량을 설정하는데 참고가 되며, 비선형 약물동태에 의해서 시험결과의 해석이 곤란한 경우 용량설정에 도움이 된다. 원칙적으로 발암성시험의 용량은 임상에서 사용하는 사람에서의 최대노출량을 초과하도록 설정하는 것이 바람직하나 '종 특이성'이 고려되어야 한다. 발암성시험 각 단계 및 적절한 용량군에서 시험물질과 대사체의 전신노출을 측정하는 독성동태시험 결과는 동물모델과 사람간의 노출을 비교하는 관점에서 고찰되어야 한다.

(2) 본 시험

별도로 실시한 시험 또는 용량설정시험에서 결정된 시험물질의 독성동태학적 양상과 발암성 본시험에서의 노출이 일치하는지를 모니터링하여 재확인하는 것이 바람직하다. 이러한 모니터링은 시험기간 중에 여러 번 수행하는 것이 적당하나 보통 6개월을 초과하여 진행하지는 않는다.

참고문헌

[단회/반복투여독성시험]

· Duration of chronic toxicity testing in animal (Rodent and non rodent toxicity testing), ICH Guideline S4 (1998)

· Repeated Dose 28-Day Oral Toxicity Study in Rodents, OECD Test Guideline 407 (2008)

· Repeated Dose 90-Day Oral Toxicity Study in Rodents, OECD Test Guideline 408 (2018)

· Repeated Dose 90-Day Oral Toxicity Study in Non-Rodents, OECD Test Guideline 409 (1998)

· Chronic Toxicity Studies, OECD Test Guideline 452 (2018)

· 식품 등의 독성시험법 가이드라인 - 반복투여독성 (2021)

[생식·발생독성시험]

· Revision of S5 guideline on detection of toxicity to reproduction for human pharmaceuticals, ICH Guideline S5(R3) (2020)

· Prenatal Developmental Toxicity Study, OECD Test Guideline 414 (2018)

· Two-Generation Reproduction Toxicity Study, OECD Test Guideline 416 (2001)

· Reproduction/Developmental Toxicity Screening Test, OECD Test Guideline 421 (2016)

· Combined Repeated Dose Toxicity Study with the Reproduction/Developmental Toxicity Screening Test, OECD Test Guideline 422 (2015)

· Developmental Neurotoxicity Study, OECD Test Guideline 426 (2007)

· Extended One-Generation Reproductive Toxicity Study, OECD Test Guideline 443 (2018)

[유전독성시험]

- Guidance on genotoxicity testing and data interpretation for pharmaceuticals intended for human use, ICH Guideline S2(R1) (2011)

- Mammalian Erythrocyte Pig-a Gene Mutation Assay, OECD Test Guideline 470 (2022)

- Bacterial Reverse Mutation Test, OECD Test Guideline 471 (2020)

- *in vitro* Mammalian Chromosomal Aberration Test, OECD Test Guideline 473 (2020)

- Mammalian Erythrocyte Micronucleus Test, OECD Test Guideline 474 (2016)

- Mammalian Bone Marrow Chromosomal Aberration Test, OECD Test Guideline 475 (2016)

- *in vitro* Mammalian Cell Gene Mutation Tests using the Hprt and xprt genes, OECD Test Guideline 476 (2016)

- Rodent Dominant Lethal Test, OECD Test Guideline 478 (2016)

- Mammalian Spermatogonial Chromosomal Aberration Test, OECD Test Guideline 483 (2016)

- Genetic toxicology: Mouse Heritable Translocation Assay, OECD Test Guideline 485 (1986)

- Unscheduled DNA Synthesis (UDS) Test with Mammalian Liver Cells *in vivo*, OECD Test Guideline 486 (1997)

- *in vitro* Mammalian Cell Micronucleus Test, OECD Test Guideline 487 (2016)

- Transgenic Rodent Somatic and Germ Cell Gene Mutation Assays, OECD Test Guideline 488 (2013)

- *in vivo* Mammalian Alkaline Comet Assay, OECD Test Guideline 489 (2016)

- *in vitro* Mammalian Cell Gene Mutation Tests Using the Thymidine Kinase Gene, OECD Test Guideline 490 (2016)

[면역독성시험]

· Immunotoxicity studies for human pharmaceuticals, ICH Guideline S8 (2005)

[발암성시험]

· Need for carcinogenicity studies of pharmaceuticals, ICH Guideline S1A (1995)
· Testing for carcinogenicity of pharmaceuticals, ICH Guideline S1B (2022)
· Dose selection for carcinogenicity studies of pharmaceuticals, ICH Guideline S1C (2008)
· Carcinogenicity Studies, OECD Test Guideline 451 (2018)
· Combined Chronic Toxicity/Carcinogenicity Studies, OECD Test Guideline 453 (2018)

[국소독성시험]

· Immunotoxicity studies for human pharmaceuticals, ICH Guideline S8 (2005)
· Acute Eye Irritation/Corrosion, OECD Test Guideline 405 (2021)
· Skin Sensitisation, OECD Test Guideline 406 (2022)
· Skin Absorption: *in vivo* Method, OECD Test Guideline 427 (2004)

[흡입독성시험]

· Subacute Inhalation Toxicity: 28-Day Study, OECD Test Guideline 412 (2018)
· Subchronic Inhalation Toxicity: 90-Day Study, OECD Test Guideline 413 (2018)
· Acute Inhalation Toxicity - Acute Toxic Class Method, OECD Test Guideline 436 (2009)
· Guidance Document on Inhalation Toxcity Studies No.39, OECD (2018)

[독성동태시험]

· Toxicokinetics: A guidance for assessing systemic exposure in toxicology studies, ICH Guideline S3A (1995)
· Toxicokinetics, OECD Test Guideline 417 (2010)

[부록]
의약품등의 독성시험기준

의약품등의 독성시험기준

국립보건안전연구원 고시 제 94- 3호(1994. 4.14, 제정)
식품의약품안전본부 고시 제1996- 8호(1996. 4.16, 개정)
식품의약품안전청 고시 제1998- 56호(1998. 4.29, 개정)
식품의약품안전청 고시 제1998-116호(1998.12. 8, 개정)
식품의약품안전청 고시 제1999- 61호(1999.12.22, 개정)
식품의약품안전청 고시 제2005- 60호(2005.10.21, 개정)
식품의약품안전청 고시 제2009-116호(2009. 8.24, 개정)
식품의약품안전청 고시 제2009-116호(2009. 8.24, 개정)
식품의약품안전청 고시 제2012- 86호(2012. 8.24, 개정)
식품의약품안전처 고시 제2013-121호(2013. 4. 5, 개정)
식품의약품안전처 고시 제2014- 6호(2014. 1.29, 개정)
식품의약품안전처 고시 제2014-136호(2014. 7.30, 개정)
식품의약품안전처 고시 제2015- 82호(2015.11.11, 개정)
식품의약품안전처 고시 제2017- 71호(2017. 8.30, 개정)
식품의약품안전처 고시 제2022- 18호(2022.3.2, 개정)

제1조(목적) 이 고시는 약사법 제31조, 제42조 및 「의약품 등의 안전에 관한 규칙」 제9조제4호의 규정에 따라 제출되는 의약품등 화학물질의 독성시험에 관한 표준적인 시험방법을 정함을 목적으로 한다.

제2조(정의) 이 고시에서 사용되는 용어의 정의는 다음과 같다.
1. "시험동물"이라 함은 건강동물로서 시험목적으로 사용되는 품종이 확실한 동물을 말하며, 설치류는 특정병원체부재(SPF)동물을 사용함을 원칙으로 한다.
2. "단회투여독성시험"이라 함은 시험물질을 시험동물에 단회투여(24시간이내의 분할 투여하는 경우도 포함)하였을 때 단기간 내에 나타나는 독성을 질적·양적으로 검사하는 시험을 말한다.
3. "반복투여독성시험"이라 함은 시험물질을 시험동물에 반복투여하여 중·장기간 내에 나타나는 독성을 질적, 양적으로 검사하는 시험을 말한다.
4. "생식·발생독성시험"이라 함은 시험물질이 포유류의 생식·발생에 미치는 영향을 규명하는 시험을 말하며 수태능 및 초기배 발생시험, 출생 전·후 발생 및 모체 기능시험, 배·태자 발생시험 등이 있다.
5. "유전독성시험"이라 함은 시험물질이 유전자 또는 유전자의 담체인 염색체에 미치는 상해작용을 검사하는 시험을 말한다.
6. "항원성시험"이라 함은 시험물질이 생체의 항원으로 작용하여 나타나는 면역원성 유발여부를 검사하는 시험을 말한다.

7. "면역독성시험"이라 함은 반복투여독성시험의 결과, 면역계에 이상이 있는 경우 시험물질의 이상면역반응을 검사하는 시험을 말한다.
8. "발암성시험"이라 함은 시험물질을 시험동물에 장기간 투여하여 암(종양)의 유발여부를 질적, 양적으로 검사하는 시험을 말한다.
9. "국소독성시험"이라 함은 시험물질이 피부 또는 점막에 국소적으로 나타내는 자극을 검사하는 시험으로서 피부자극시험 및 안점막자극시험으로 구분한다.
10. "국소내성시험"이라 함은 시험물질이 시험동물의 주사부위에서 나타내는 임상·병리학적 반응을 검사하는 시험을 말한다.
11. "흡입독성시험"이라 함은 기체, 휘발성 물질, 증기 및 에어로솔 물질을 함유하고 있는 공기를 시험동물에 흡입 투여하여 나타나는 독성을 검사하는 시험을 말한다.
12. "개략의 치사량"이라 함은 서로 다른 용량에서 관찰된 동물의 생사 및 독성증상으로부터 판단되는 최소치사량을 의미한다.
13. "최대내성용량(Maximun Tolerated Dose)"이라 함은 시험물질을 시험동물에 투여하였을 때 대조군에 비하여 10% 이내의 체중증가 억제 또는 상승을 나타내면서 사망에 영향을 미치지 않는 독성증상이 나타날 것으로 기대되는 최소용량을 말한다.
14. "최대무작용량(No Observed Effect Level)"이라 함은 시험물질을 시험동물에 투여하였을 때 어떠한 영향도 나타나지 않는 최대용량을 말한다.
15. "최소독성용량(Lowest Observed Adverse Effect Level)"이라 함은 시험물질을 시험동물에 투여하였을 때 독성이 나타나는 최소용량을 말한다.
16. "최대무독성용량(No Observed Adverse Effect Level)"이라 함은 시험물질을 시험동물에 투여하였을 때 독성이 나타나지 않는 최대용량을 말한다.
17. "독성동태시험(Toxicokinetics)"이라 함은 독성시험 수행시 시험물질의 전신노출도를 평가하기 위하여 약물동태학적 자료[주1]를 산출하는 시험으로서, 시험물질의 노출도와 독성시험에서의 용량단계 및 시간경과와의 상관성을 연구하는 것을 목적[주2]으로 한다.

제3조(시험항목 및 시험방법) 독성시험에는 단회투여독성시험, 반복투여독성시험, 생식·발생독성시험, 유전독성시험, 항원성시험, 면역독성시험, 발암성시험, 국소독성시험, 국소내성시험, 단회투여흡입독성시험, 반복투여흡입독성시험 등이 있으며, 각 시험에 대한 시험방법은 [별표1-11]과 같다.

제4조(복합제에 대한 제제별 독성시험기준) ① 복합제 또는 그 복합제의 유효성분에 대하여 아래 각 호에 따라 제제별 독성시험을 실시하여야 하며, 그 시험방법은 [별표 12]에 따른다.
1. 경구투여제, 주사제 및 수액제의 경우, 단회투여독성시험, 1개월 반복투여독성시험, 3개월이상 반복투여독성시험 등을 실시하여야 한다.

2. 외용제의 경우, 단회투여독성시험, 1개월 반복투여독성시험, 국소독성시험 등을 실시하여야 한다.
3. 경구투여제, 주사제, 외용제 이외의 제제의 경우, 다음과 같다.
   가. 트로키제는
      경구투여제의 독성시험방법에 따르며, 점막자극시험을 실시하여야 한다.
   나. 흡입제
      주사제의 독성시험 항목에 준하여 흡입독성시험을 실시하여야 한다.
   다. 전신흡수를 목적으로 하는 좌제
      경구제의 독성시험방법에 따르며, 점막자극 시험도 실시하여야 한다.
   라. 점안제
      (1) 외용제의 독성시험방법에 따라, 단회투여독성시험, 점막자극시험을 실시하여야 한다.
      (2) 점안제가 1회밖에 투여되지 않는 제제의 경우에는 점안제의 점막자극시험 의 투여기간은 1일 1회 1주간 투여로도 가능하다.
   마. 트로키제, 흡입제, 전신흡수를 목적으로 하는 좌제 및 점안제의 독성시험 이외의 약제의 독성시험은 사람에게 적용하는 방법과 생체내 흡수가 가장 유사한 방법에 따라 실시해야 한다.
② 제1항에도 불구하고 이미 허가되었거나 신고되어 있는 의약품의 주성분으로 구성된 복합제는 동물 1종에서 최대 3개월간 실시한 반복투여 독성시험자료로 단회투여독성, 1개월 및 3개월 이상 반복투여독성시험자료를 갈음할 수 있으며, 다음 각호의 어느 하나에 해당하는 경우에는 이를 자료를 면제할 수 있다.
1. 단일제의 효능·효과 및 용법·용량에서 개별 성분의 병용요법에 대해 허가되었거나 신고된 경우
2. 임상문헌을 통해 사람에서의 병용투여 경험이 충분하고, 유의한 독성학적 우려가 없음을 입증된 경우

제5조(보칙) ① 의약품등의 안전성평가에 있어 시험물질의 독성에 따라 새로운 시험이 추가 또는 보조적으로 수행될 수 있으며, 수행된 독성시험의 결과가 인체적용을 위하여 적정한 안전성평가를 할 수 있는 경우에는 규정된 시험법을 적용하지 아니할 수 있다.
② 심사결과의 신뢰성 조사
식품의약품안전처장은 이 기준에 따라 실시된 독성시험 결과에 대한 신뢰성을 확인하기 위하여 필요한 경우 비임상시험관리기준에 따라 관계 공무원 및 식품의약품안전처장이 지정하는 전문가로 하여금 이 결과와 관련된 제반사항에 대한 실태조사를 할 수 있다.

제5조의2(주석) ① 주석은 이 규정에서 사용하고 있는 시험기준 및 방법 등 용어에 대한 이해를 돕기 위한 구체적인 정보로서 [주]와 숫자를 결합하여 순서대로 기재한다.
② 이 규정에서 사용하는 주석의 내용은 별표 13과 같다.

제6조(재검토기한) 식품의약품안전처장은 「훈령·예규 등의 발령 및 관리에 관한 규정」에 따라 이 고시에 대하여 2016년 1월 1일 기준으로 매3년이 되는 시점(매 3년째의 12월 31일까지를 말한다)마다 그 타당성을 검토하여 개선 등의 조치를 하여야 한다.

부 칙

① (시행일) 이 기준은 고시한 날부터 시행한다.
② (경과조치) 이 규정시행 전에 착수 또는 완료된 독성시험은 종전의 규정을 준용할 수 있다.

부 칙<제2009-116호, 2009. 8.24>

이 고시는 고시한 날부터 시행한다.

부 칙<제2012-86호, 2012. 8.24>

이 고시는 고시한 날부터 시행한다.

부 칙<제2013-121호, 2013. 4. 5>

이 고시는 고시한 날부터 시행한다.

부 칙<제2014-6호, 2014. 1. 29>

제1조(시행일) 이 고시는 고시 후 3개월이 경과한 날부터 시행한다.
제2조(적용례) 이 고시는 고시 시행 후 최초로 의약품등 제조(수입) 허가신청서, 임상시험 계획서를 접수한 경우부터 적용한다.

부 칙<제2014-136호, 2014. 7. 30>

제1조(시행일) 이 고시는 고시한 날부터 시행한다.
제2조(적용례) 이 고시는 이 고시 시행 후 식품의약품안전처장 또는 지방식품의약품안전청장에게 제출하는 의약품 제조판매·수입품목 허가신청서(변경을 포함한다)에 적용한다.

부 칙<제2015-82호, 2015. 11. 11>

이 고시는 고시한 날부터 시행한다.

부   칙<제2017-71호, 2017. 8. 30>

제1조(시행일) 이 고시는 고시한 날부터 시행한다.
제2조(적용례) 이 고시는 고시 시행 후 최초로 의약품등 제조판매·수입품목 허가신청서(변경을 포함한다), 임상시험계획 승인(변경승인)신청서를 접수한 경우부터 적용한다.
제3조(경과조치) 부칙 제2조에도 불구하고 이 고시 시행 당시 이미 진행 중이거나 완료된 독성시험은 종전의 규정을 적용할 수 있다.

부   칙<제2022-18호, 2022.3.2>

제1조(시행일) 이 고시는 고시한 날부터 시행한다.
제2조(경과조치) 이 고시 시행 당시 이미 진행 중이거나 완료된 독성시험에 대하여는 개정규정에도 불구하고 종전의 규정을 적용할 수 있다.

[별표 1] 단회투여독성시험

① 시험동물
  1. 2종 이상으로 하고 그 중 1종은 설치류, 1종은 토끼를 제외한 비설치류이어야 하며, 반복투여 독성시험의 적정용량 설정을 위하여 실시하는 예비시험을 단회투여독성시험으로 인정할 수 있다. 다만, 백신을 비롯한 생물의약품의 경우에는 타당한 근거가 있는 경우(예를 들어 적절한 동물 종이 한 종류만 확인되었거나 한 종의 동물에서 생물학적 활성이 충분히 설명되는 경우) 1종의 적절한 동물을 사용하는 시험이 가능하며, 비설치류 동물을 사용하는 경우 토끼를 제외하는 것이 일반적이나 백신이나 피부 외용제 또는 타당한 근거가 제시되는 경우에는 토끼를 사용할 수 있다.
  2. 최소한 1종에 대하여는 암·수 모두에서 조사하며, 군 당 동물 수는 시험결과를 해석할 수 있는 충분한 수로 한다.

② 시험방법
  1. 투여경로는 임상적용경로를 포함한 2개 이상의 투여경로로 시험한다(다만, 임상적용경로가 정맥인 경우에는 정맥투여로만 시험해도 무방하다.). 경구투여는 원칙적으로 강제투여로 하고, 통상 투여 전 일정시간 동물을 절식시킨다.
  2. 용량단계는 설치류의 경우 개략의 치사량을 구하기에 적절한 단계를 설정하고, 비설치류의 경우는 독성증상을 명확히 관찰하기에 적절한 단계를 설정한다.
  3. 관찰기간은 통상 2주간으로 하되, 명확한 증상이 지속되거나 사망이 지연될 경우, 그 이상으로 한다.

③ 단회투여독성시험의 시험결과에는 다음 각 호의 사항이 포함되어야 한다.
  1. 개략의 치사량[주3]
  2. 일반증상의 매일 관찰기록
  3. 시험기간 중 3회 이상의 체중 측정기록
  4. 관찰기간 종료 후 육안적 해부소견
  5. 육안적 이상소견이 관찰된 장기·조직에 대하여 필요시 병리조직학적 검사

④ 독성동태시험
단회투여독성시험 중 독성동태시험은 다음 각호와 같이 적용할 수 있다
  1. 단회투여독성시험은 대개 생체분석 방법이 개발되기 전인 개발 초기에 수행되므로, 단회투여 독성시험에서 독성동태시험을 반드시 실시하여야 하는 것은 아니다. 다만, 필요한 경우 추후의 분석을 위해 혈장 시료를 채취하여 저장할 수도 있으며, 이 경우 채취된 생체시료에서의 분석물질에 대한 안정성 자료가 필요하다.
  2. 독성시험결과에 대해 문제점이 제기될 경우 단회투여독성시험이 완료된 후에 추가적인 독성 동태시험을 수행할 수도 있다.
  3. 단회투여 독성동태시험결과는 제제의 선택 및 시험물질의 노출속도와 노출기간을 예측하고 다음 단계의 독성시험에서 적절한 용량 단계를 선택하는데 도움이 될 수 있다.

[별표 2] 반복투여독성시험

① 시험동물은 2종 이상을 사용하여야 하며, 그 중 1종은 설치류로서 1군에 암·수 각각 10마리 이상으로, 하고 1종은 토끼를 제외한 비설치류로 하고 암·수 각각 3마리 이상으로 한다. 이 경우, 중간도살 및 회복성시험을 수행하는 경우 필요한 수를 추가한다. 다만, 백신을 비롯한 생물의약품의 경우에는 타당한 근거가 있는 경우(예를 들어 적절한 동물 종이 한 종류만 확인되었거나 한 종의 동물에서 생물학적 활성이 충분히 설명되는 경우) 1종의 적절한 동물을 사용하는 시험이 가능하며, 비설치류 동물을 사용하는 경우 토끼를 제외하는 것이 일반적이나 백신이나 피부 외용제 또는 타당한 근거가 제시되는 경우에는 토끼를 사용할 수 있다.

② 시험방법
1. 투여경로는 원칙적으로 임상적용경로로 한다.
2. 투여기간은 임상시험기간 및 의약품으로서의 임상사용 예상기간에 따라 정하며, 시험물질 투여는 1일 1회 주 7회 투여함을 원칙으로 한다. 3개월 이상의 반복투여독성시험을 수행하는 경우는 용량설정과 초기독성검사를 위하여 이에 앞서 보다 단기의 반복투여독성시험을 수행한다.
3. 용량단계는 적어도 3단계의 시험물질 투여군으로 하고, 최대내성용량 및 최대무작용량 등을 포함하여 용량반응관계가 나타날 수 있도록 설정한다. 대조군은 음성대조군과 필요에 따라 비투여대조군, 양성대조군을 둔다.
4. 독성변화의 회복성과 지연성 독성을 검토하기 위해 회복군을 두어 시험하는 것이 바람직하다.

③ 시험기간
1. 임상시험을 위한 반복투여독성시험의 최소 투여기간은 다음 표와 같다.

임상시험기간 중 약물투여기간	최소 투여기간	
	설치류	비설치류
~2주	2주	2주
2주 ~ 6개월	임상시험 중 약물투여기간	임상시험 중 약물투여기간
> 6개월	6개월	만성[주5]

2. 허가신청을 위한 반복투여독성시험의 최소 투여기간은 다음 표와 같다.

약물투여기간	최소 투여 기간	
	설치류	비설치류
~ 2주	1개월	1개월
~ 1개월	3개월	3개월
~ 3개월	6개월	6개월
> 3개월	6개월	만성[주5]
약물투여기간에 상관없이 특히 필요하다고 인정되는 경우[주6]	6개월	만성[주5]

④ 반복투여독성시험의 시험결과에는 다음 각 호의 사항이 포함되어야 한다.
  1. 일반증상, 체중 및 체중변화량, 사료섭취량, 물섭취량
     모든 시험동물에 대하여 일반증상을 매일 관찰하고, 정기적으로 체중 및 사료섭취량을 측정하며, 필요한 경우 물섭취량을 측정한다.
     측정빈도는 다음 각목과 같이 정한다.
     가. 체중은 투여 개시 전과 투여 개시 후 3개월까지는 적어도 매주 1회, 그 후에는 4주에 1회 이상 측정한다.
     나. 사료섭취량은 투여 개시 전과 투여 개시 후 3개월까지는 적어도 매주 1회, 그 후에는 4주에 1회 이상 측정한다. 다만, 시험물질을 사료에 혼합하여 투여할 경우 매주 1회 측정하며, 설치류의 경우 개별 또는 군별로 측정한다.
     다. 물 섭취량은 필요에 따라 측정하며 측정시 횟수는 사료섭취량 측정방법에 준한다.
  2. 혈액검사
     가. 설치류는 부검(중간도살군도 포함)시에 채혈한다. 비설치류는 투여 개시 전과 부검 시에, 1개월을 초과하는 시험에서는 투여기간 중에 적어도 1회 채혈하여 검사한다. 검사는 원칙적으로 모든 시험동물에 대하여 행할 수 있으나, 실시상의 이유로 각 군의 일부 동물에 한하여 행할 수도 있다.
     나. 혈액검사는 혈액학적검사 및 혈액생화학적 검사 항목 중 가능한 한 많은 항목에 대하여 실시하고 그 검사항목은 다음과 같다.
        다만, 검사항목은 시험물질의 특성에 따라 적절한 항목을 선정하되, 국제적으로 널리 사용되는 항목과 검사방법을 고려하여 선정한다.
       (1) 혈액학적 검사는 적혈구수, 백혈구수, 혈소판수, 혈색소량, 헤마토크리트치, 백혈구백분율, 혈액응고시간, 망상적혈구수 등을 측정한다.
       (2) 혈액생화학적 검사는 혈청(혈장)단백, 알부민, A/G비, 혈당, 콜레스테롤, 트리글리세라이드, 빌리루빈, 요소질소, 크레아티닌, 트란스아미나제(AST, ALT), 알칼리포스파타제, 염소, 칼슘, 칼륨, 무기인 등을 측정한다.
  3. 뇨검사
     가. 설치류는 각 군마다 일정수의 동물을 선정하여 투여기간 중 1회 이상, 비설치류는 각 군 전부에 대하여 투여 개시 전과 투여기간 중 1회 이상 뇨검사를 실시한다.
     나. 뇨검사 항목은 다음과 같다.
        뇨량, pH, 비중, 단백, 당, 케톤체, 빌리루빈, 잠혈, 침사 등
  4. 안과학적 검사
     가. 설치류에 경우 투여기간 중 적어도 1회, 각 군마다 일정수의 동물을 선정하여 안과학적 검사를 실시하며, 비설치류의 경우 투여 전 및 투여기간 중 적어도 1회 각 군 모두에 대하여 실시한다.
     나. 검사는 육안 및 검안경으로 실시하고 전안부, 중간투광체 및 안저의 각각에 대하여 실시한다.
  5. 기타 기능검사
     필요에 따라 심전도, 시각, 청각, 신기능 등의 검사를 실시한다.

6. 병리조직학적 검사
    가. 생존 및 사망한 모든 동물의 장기무게를 측정한다. 원칙적으로 무게를 측정하여야 할 장기는 심장, 간장, 비장, 신장, 부신, 전립샘(선), 고환, 난소, 뇌 및 뇌하수체이고, 폐, 침샘(타액선), 가슴샘(흉선), 갑상샘(선), 정낭, 자궁에 대하여도 측정할 수 있다.
    나. 설치류는 고용량군 및 대조군에 대하여, 비설치류는 모든 시험동물군에 대하여 병리조직학적 검사를 실시한다. 다만, 설치류에서 육안소견 상 용량에 따른 변화가 인정되거나 고용량군에서 관찰소견 상 필요하다고 인정되는 경우 기타 용량군의 해당 장기·조직에 대하여 병리조직학적 검사를 실시하되, 육안소견 등의 판단에 의해 적절히 삭감 또는 추가할 수도 있다. 원칙적으로 병리조직학적 검사를 하여야 할 장기조직은 다음과 같다. 피부, 젖샘(유선), 림프절, 침샘(타액선), 골 및 골수(흉골, 대퇴골), 가슴샘(흉선), 기관, 폐 및 기관지, 심장, 갑상샘(선) 및 부갑상샘(선), 혀, 식도, 위, 소장, 대장, 간장 및 담낭, 췌장, 비장, 신장, 부신, 방광, 정낭, 전립샘(선), 고환, 부고환, 난소, 자궁, 질, 뇌, 뇌하수체, 척수, 안구 및 그 부속기, 대동맥, 응고샘, 말초신경, 골격근, 기타 육안적 병변이 관찰된 장기·조직 등.
7. 최소독성용량 및 최대무독성용량
8. 투여기간 중 빈사동물이 발생할 경우, 더 많은 소견을 얻기 위하여 도살하도록 한다. 먼저 충분한 임상적 관찰을 수행한 후 가능하다면 혈액검사를 위한 채혈을 행하고 부검을 수행한다. 기관·조직의 육안적 관찰, 병리조직학적 검사를 실시하는 것 외에 필요에 따라서 장기무게를 측정하고 그 시점에서의 독성변화정도를 관찰한다.
9. 투여기간 중 사망 례가 발생할 경우 즉시 부검하는 것을 원칙으로 한다. 장기·조직의 육안적 관찰 외에 필요에 따라 장기무게의 측정, 병리조직학적 검사를 실시함으로써 사망원인과 그 시점에서의 독성변화정도를 관찰한다.

⑤ 독성동태시험
  반복투여독성시험 중 독성동태시험은 다음 각호와 같이 적용할 수 있다.

1. 반복투여독성시험에서 투여방법 및 동물종은 가능한 한 시험물질의 효능 및 약물동태학적 원리에 근거하여 선택되어야 하나, 동물 및 사람에서의 약물동태학 자료가 대체적으로 입수가능하지 않은 시점인 초기 연구에서는 어려움이 있을 수 있다.
2. 반복투여독성시험 계획에 적절히 독성동태시험이 포함되도록 한다. 즉, 적절한 용량군에서 투여와 투여사이의 기간 또는 보통 14일간 수행되는 첫 단계의 반복투여독성시험기간 중에 적당 횟수의 생체시료를 채취하여 최고혈장농도(C_{max}), 최고혈장농도에 도달하는 시간(T_{max}), 특정시간에서의 혈장농도(C_{time}) 및 혈중농도-시간반응곡선하면적(AUC)등을 산출할 수 있다.
3. 다음 단계의 반복투여독성시험 계획은 첫 단계에서 실시한 반복투여독성시험결과 및 독성동태시험결과에 의해 제안된 투여계획에 따라 수정될 수 있다. 진행된 독성시험결과를 해석하는데 문제가 있을 경우에는 생체시료의 채취횟수를 적절히 변경할 수 있다.

[별표 3] 생식·발생독성시험

① 시험방법

1. 이 시험기준의 목적은 의약품등의 시험에 현재 사용되고 있는 시험계획들을 기초로 하여 시험 실시 방법을 통합 정리하는 것으로 차세대의 발생에 관여하는 의약품등의 안전성을 충분히 평가할 수 있어야 한다.
2. 동물의 생식·발생의 특정 단계에 시험물질을 투여하는 시험법은 사람에 대한 노출을 잘 반영하고 생식·발생단계별 위험성을 명확하게 식별할 수 있어야 한다. 이러한 접근은 대부분의 의약품등에서 유용하나, 저용량으로 장기간 투여하는 의약품에 있어서는 한 세대 또는 두 세대 시험법이 더 유용한 경우도 있다.
3. 실제 시험계획의 결정에 고려하여야 할 요인은 다음과 같다.
   가. 특히, 생식과 관련되어 사용이 예상되는 의약품
   나. 사람에게 적용이 예상되는 경로와 제형
   다. 기존의 독성 자료, 약물동력학적, 약물동태학적, 구조나 활성에 있어서 다른 물질과의 유사성
4. 어떠한 기준도 가능한 모든 경우를 포괄하는 충분한 정보를 제공하지 못하므로 적절한 시험을 실시하기 위해서는 유연성이 요구된다[주7]. 최신의 기술수준에 맞추어 사람과 동물시험의 윤리적 차원에 따라 시험법을 개량하는데 적극적으로 토의하고 고려하여야 한다.

② 시험단계별 검토사항

1. 생식·발생독성시험은 시험실시 및 결과의 해석에 모든 약리, 독성 자료를 사람에 대한 생식·발생의 위험성과 연관시켜 비교 검토하여야 한다.
2. 시험을 선택 또는 조합하는 경우 성숙동물 및 수정에서부터 성적 성숙에 이르는 발생의 전 과정에 걸쳐 약물이 노출되어야 한다. 이 경우 노출에 의해 즉시 또는 나중에 나타나는 영향을 검출하기 위해서는 하나의 완전한 생명주기 동안 즉, 한 세대의 수정에서부터 다음 세대의 수정까지 지속적으로 관찰하여야 한다. 시험실시의 편의상 연속적인 생식·발생과정을 다음과 같이 세분할 수 있다. 다만, 각 단계의 시기에 대하여는 "시기에 관한 결정"[주8]를 참고한다.
   가. 교배전에서 수정까지 (성숙한 암·수동물의 생식능, 배우자의 발생 및 성숙, 교미행동, 수정)
   나. 수정에서 착상까지 (성숙한 암컷동물의 생식기능, 착상전 발생, 착상)
   다. 착상에서 경구개가 닫히는 시기까지 (성숙한 암컷동물의 생식기능, 배자 발생, 주요기관의 형성)
   라. 경구개가 닫히는 시기에서 임신종료까지 (성숙한 암컷동물의 생식기능, 태자의 발생과 성장, 기관 발생과 발달)
   마. 출생에서 이유까지 (성숙한 암컷동물의 생식기능, 출생자의 출생 후 생활에 대한 적응, 이유전 발달과 성장)
   바. 이유에서 성적 성숙까지 (이유후 발달과 성장, 독자적인 생활적응, 완전한 성기능의 확립)

3. 생식·발생독성시험의 선택을 위해서 이 기준은 생식·발생에 대한 영향을 검사하기 위한 시험계획에 나타난 영향의 성격을 규명하기 위한 추가시험을 계획하여야 한다[주9].
4. 선택된 시험의 조합에 있어서는 논리적 근거를 제시하고 투여용량 설정사유도 설명하여야 한다. 최신의 기술수준에 맞추어 시험을 계획하고 화학구조 또는 약효가 유사한 물질의 생식·발생에 미치는 영향에 관한 정보를 고려하여야 한다.
5. 시험동물의 고통을 줄이고, 시험목적을 이루기 위하여 필요한 최소한의 동물을 사용하여야 한다.
6. 예비시험을 한 경우에 전반적인 시험평가에서 그 결과를 고려하고 고찰하여야 한다[주10].

③ 사용동물의 선택기준

1. 사용동물은 건강상태, 수태능, 생식능, 이상의 빈도, 배·태자 사망에 대하여 잘 알려져 있고 각 시험간에 균질한 동물을 선택하여야 한다. 동일시험 및 시험상호간에 있어서 시험 시작시기의 연령, 체중, 출산력 등이 거의 같은 동물을 사용하여야 한다. 교배시점에 젊고 성숙한 동물을 사용하고 암컷은 미교배 동물을 사용하도록 한다. 사용동물의 선택기준은 다음과 같다.
   가. 동물 종의 선택과 동물수는 반드시 포유동물을 사용하여야 한다. 배·태자독성 시험에 한하여 두 종류의 포유동물 종이 사용되어져 왔는데 비설치류로서는 토끼를 많이 사용한다. 다만, 토끼가 부적절한 경우 다른 비설치류 또는 다른 설치류를 사용하여도 좋으나 상황에 따라 판단하여야 한다[주11].
   나. 다른 시험계로는 시험관내(*in vitro*) 또는 생체내(*in vivo*)에서 분리된 포유류 또는 비포유류의 세포, 조직, 기관, 또는 개체의 배양계가 고려된다. 이들 시험계는 동물시험과 조합하여 화학구조 또는 약효가 유사한 물질 중에서 의약품으로서의 우선순위를 선택하기 위한 시험 또는 작용기전을 규명하기 위한 이차적인 시험으로서 생식·발생독성시험에서는 일반사항에서 언급한 목적을 달성하기 위하여 현재까지 사용되고 있는 전동물(whole animal)이외의 대체시험계는 없다[주12].

④ 투여용량 등

1. 투여에 대하여 일반적으로 고려해야 할 사항은 다음과 같다.
   가. 투여용량
   (1) 얻을 수 있는 모든 시험 자료(약리, 단회투여 및 반복투여 독성시험, 독성동태시험, [주13])를 참고하여 고용량을 설정해야 한다.
   (2) 2 내지 4주간의 반복투여독성시험과 표준시험법의 생식·발생독성시험의 투여기간은 매우 유사하다. 충분한 정보가 없을 때에는 예비시험을 하도록 한다[주10].
   (3) 고용량이 결정되면, 단계적으로 저용량을 결정하여 용량 간격은 독성동태시험과 그 외의 독성에 근거하여 설정한다. 무해용량을 설정하도록 하고 용량반응관계를 밝힐 수 있도록 충분히 좁은 용량간격을 설정하는 것이 우선이다[주14].
   나. 투여경로 및 빈도
   (1) 일반적으로 투여경로는 사람에서의 투여경로와 동일하여야 한다.

(2) 다른 투여경로에 있어서도 같은 독성동태양상을 나타내는 경우에는 단일투여경로로 받아들여질 수 있다[주15].
(3) 보통 1일 1회 투여하지만 독성동태 변수를 고려하여 투여회수를 조절하는 것이 고려된다[주16].

다. 동태시험
(1) 생식·발생독성시험을 시작하기 전에 동태시험 정보를 얻는 것이 바람직하다.
(2) 이 시점에서의 정보는 상세하거나 임신 또는 수유중인 동물을 사용한 것일 필요는 없다. 단, 시험을 평가하는 시점에 있어서는 얻어진 시험결과에 따라서 임신 또는 수유동물에서의 상세한 동태시험 정보가 필요하다[주16].

라. 대조군
(1) 대조군 동물은 시험물질 투여군 동물과 같은 방법으로 용매만을 투여하는 것이 권장된다.
(2) 용매에 의한 영향의 가능성이 있거나, 용매가 시험물질의 작용에 영향을 미칠 가능성이 있는 경우 비투여대조군의 설정을 고려하여야 한다.

⑤ 시험계획 및 방법

1. 시험계획을 수립(시험의 조합)할 때는 시험물질과 화학구조 또는 약효가 유사한 물질에 대해 얻은 약리, 독성동태, 독성 자료를 고려하여 가장 적절한 시험계획 및 실시방법을 결정하여야 한다. 우선 의약품에 관한 기존의 기준과 크게 다르지 않은 계획(표준시험법)의 고려가 예상된다. 대부분의 의약품에 대해서는 보통 표준시험법이 적절하다.

2. 그 외의 시험계획, 시험의 조합 및 시험방법도 상황에 따라서는 "표준시험법"과 동등이상으로 유용할 수 있다. 중요한 점은 전체적으로 생식·발생과정의 모든 단계에 걸쳐 직접 또는 간접적인 평가가 이루어져야 한다[주17]. 이 경우 선택한 시험방법의 타당성에 대하여 기술하여야 한다.

가. 표준시험법(The most probable option) 수태능 및 초기배 발생, 출생 전·후 발생 및 모체기능, 배·태자 발생에 미치는 영향에 관한 시험의 조합을 고려할 수 있다.
(1) 수태능 및 초기배 발생시험
1) 암·수 동물에 대하여 교배전부터 교미, 착상까지 시험물질을 투여하여 나타나는 독성 및 장애를 검사한다. 이 시험은 생식·발생과정 단계 [별표3] 제2항 제1호 및 제2호 가목 및 나목의 평가를 포함한다. 암컷에서는 성주기, 수정, 난관내 수송, 착상 및 착상전 단계의 배자발생에 미치는 영향을 검사한다. 수컷에서는 생식기관에 대한 병리조직 검사에서 검출되지 않는 기능적인 영향(예: 성적 충동, 부고환내 정자성숙)을 검사한다 [주18].
2) 평가항목
(가) 생식세포의 성숙
(나) 교미행동
(다) 수정
(라) 배자의 착상전 단계
(마) 착상

3) 동물

최소한 1종 이상이며, 통상 랫드(rat, 이하 랫드라 한다)가 권장된다.

4) 사용 동물수

군당 암·수 동물수는 의미있는 자료의 해석이 가능한 충분한 수로 한다[주19].

5) 투여기간

(가) 특히 정자형성에 미치는 영향에 관한 시험에서는 독성시험에서 얻은 자료(병리조직소견, 생식기관의 무게, 어떤 경우에는 호르몬 측정 자료 및 유전독성 자료)가 유효하게 이용될 수 있다. 적어도 4주간 이상의 반복투여독성시험에서 영향이 없으면 교배전 투여기간을 암컷 2주, 수컷 4주로 설정할 수 있다[주18].

(나) 교배전 투여기간을 설정할 때는 그 이유를 명기하고 타당성을 기재하여야 한다. 투여기간은 교배기간을 포함하여 수컷은 시험종료까지, 암컷은 적어도 착상까지는 계속 투여하여야 한다.

(다) 다른 시험 자료에서 암·수 동물의 생식기관의 무게 또는 조직소견에 영향이 인정되는 경우 시험의 정밀도에 의문이 있거나 다른 시험자료가 없는 경우 보다 광범위한 시험 실시의 필요성에 대하여 검토하여야 한다[주18].

6) 교배

암·수 교배비는 1:1이 권장되며 차세대의 모체 및 부체를 식별할 수 있어야 한다[주20].

7) 최종부검

암컷동물은 임신중반 이후 적당한 시기에 부검한다. 수컷은 교미 후 적당한 시기에 부검할 수 있으나 임신성립을 확인한 후에 부검하는 것이 좋다[주21].

8) 관찰

(가) 시험중(모체동물)

1) 일반증상 및 사망여부 : 최소한 1일 1회
2) 체중 및 체중 변화량 : 최소한 주 2회[주22]
3) 사료섭취량 : 최소한 주 1회(교배기간은 제외)
4) 교미 혹은 교미성립전 기간에 미치는 영향 유무를 검사하기 위하여 최소한 교배기간 중에는 매일 질점막상피의 상태를 검사 기록한다.
5) 다른 독성 시험에서 관찰 의의가 인정된 항목

(나) 최종검사시

1) 모든 성숙동물의 부검(육안적 관찰)
2) 육안적 변화가 인정된 조직·기관을 보존하고 필요시 병리조직검사를 한다. 비교검토를 위해 대조군의 동일 조직·기관을 충분하게 보존한다.
3) 상황에 따라 조직검사 및 평가를 위하여 모든 동물의 고환, 부고환, 난소, 자궁을 보존하고 병리조직검사와 평가를 한다.
4) 황체수, 착상수[주22]
5) 생존배(태)자수, 사망배(태)자수

정자검사는 관찰된 영향을 확인하기 위하여 또는 그 영향을 보다 상세하게 특징짓기 위하여 이용 가능한 검사이다[주18].

(2) 출생 전·후 발생 및 모체기능시험
   1) 암컷에 착상부터 이유까지 시험물질을 노출시켜 임신/수유기의 암컷, 수태산물 및 출생자의 발생에 미치는 독성을 검사한다. 이 시험기간 동안에 유발된 영향은 뒤늦게 발현할 수 있기 때문에 출생자의 성적 성숙기까지 관찰이 계속되어야 한다([별표3] 제2항 제1호 및 제2호 다목 내지 바목을 평가 : [주23, 24]).
   2) 평가되어야 할 부작용
      (가) 비임신 암컷동물과 비교할 때 독성의 증가
      (나) 출생 전 및 출생 후의 배자·태자·출생자의 사망
      (다) 성장 및 발달의 변화
      (라) 행동, 성숙(성적 성숙) 및 생식기능(차세대)을 포함한 출생자의 기능장애
   3) 동물
      최소한 1종 이상이며, 통상 랫드가 권장된다.
   4) 동물수
      군당 암·수 동물수는 의미있는 자료의 해석이 가능한 충분한 수로 한다[주19].
   5) 투여기간
      착상부터 이유기까지로 한다.
   6) 시험방법
      암컷을 모두 분만시켜 차세대를 포유하도록 한다. 이유시에 한배당 암·수 각 1마리씩을 선택하여(선택법을 기재할 것) 성적 성숙기까지 기른 후, 생식능을 평가하기 위해 교배시킨다[주25].
   7) 관찰
      (가) 시험중(모체동물)
         1) 일반증상 및 사망여부 : 최소한 1일 1회
         2) 체중 및 체중 변화량 : 최소한 주 2회[주22]
         3) 사료섭취량 : 분만할 때까지 최소한 주 1회
         4) 다른 독성시험 결과에서 관찰 의의가 인정되는 항목
         5) 임신기간
         6) 분만
      (나) 최종검사시
         1) 모든 성숙동물의 부검(육안관찰)
         2) 육안적 변화가 인정되는 조직·기관은 보존하고 필요에 따라 병리조직검사를 한다. 비교검토를 위하여 충분한 수의 대조군의 동일 장기 혹은 기관은 보존한다.
         3) 착상[주22]
         4) 형태이상
         5) 출산자
         6) 사산자
         7) 출생시 체중
         8) 이유전, 이유후의 생존율, 성장/체중[주26], 성숙 및 수태능
         9) 신체적 발달[주27]

            10) 감각기능 및 반사[주27]
            11) 행동[주27]
   (3) 배·태자 발생시험
    1) 착상부터 경구개가 폐쇄되는 시기까지 임신중의 암컷에 시험물질을 투여하여 모체와 배·태자의 발생에 미치는 영향을 검사한다([별표3] 제2항 제1호 및 제2호 다목 및 라목을 평가).
    2) 평가되어야 할 부작용
        (가) 비임신 암컷과 비교시 독성의 증가
        (나) 배·태자의 사망
        (다) 성장의 변화
        (라) 형태학적인 변화
    3) 동물
        보통 2종을 사용한다. 1종은 설치류로 랫드가 바람직하다. 다른 1종은 비설치류로 토끼가 바람직하다[주11]. 1종만 사용할 경우에는 그에 대한 타당성을 설명하여야 한다.
    4) 동물수
        군당 암·수 동물수는 의미있는 자료의 해석이 가능한 충분한 수로 한다[주19].
    5) 투여기간
        착상부터 경구개의 폐쇄까지 투여한다.
    6) 시험방법
        (가) 분만 하루전에 암컷을 모두 부검한다. 모든 태자의 생사와 이상 유 무를 검사한다. 다른 관찰 결과와의 관련성을 평가하기 위하여, 태자는 개체식별이 되어야 한다[주28].
        (나) 내장 및 골격검사를 위하여 별도로 태자를 분류하는 경우 한배새 끼의 약 50% 태자를 골격염색에 사용한다. 내장이상에 있어서는 검사방법에 상관없이 최소한 50%의 태자를 검사한다. 내장검사를 위해서 미세절개방법(신선한 표본의 현미해부법)을 사용하는 경우에는 모든 태자에 대하여 내장과 골격의 이상을 검사하여야 한다.
    7) 관찰
        (가) 시험중 (모체동물)
            1) 일반증상 및 사망여부 : 최소한 1일 1회
            2) 체중 및 체중 변화량 : 최소한 주 2회[주22]
            3) 사료섭취량 : 최소한 주 1회
            4) 다른 독성시험 결과에서 관찰 의의가 인정되는 항목
        (나) 최종검사시
            1) 모든 성숙동물의 부검(육안적 관찰)
            2) 육안적 변화가 인정되는 조직·기관은 보존하고 필요에 따라 병리조직검사를 한다. 비교검토를 위하여 충분한 수의 대조군의 동일 장기 혹은 기관은 보존한다.
            3) 황체수, 생존 태자수 및 사망배·태자수[주22]
            4) 태자의 개체 체중
            5) 태자의 이상[주28]
            6) 태반의 육안적 관찰

나. 단일시험법(Single study design) :
(1) 설치류에서 수태능 및 초기배 발생시험과 출생 전·후 발생 및 모체기능시험의 투여기간을 하나로 통합하면 생식·발생과정의 단계 제2호 가목에서 바목까지의 평가를 포함하게 된다([별표3] 제2항 제1호 및 제2호를 참조).
(2) 이 시험에서 태자검사를 실시하고 충분히 높은 용량에서도 명백히 음성이 나타나는 경우에 한하여 더 이상의 생식·발생독성시험은 요구되지 않는다.
(3) 태자의 형태이상검사로서 배·태자 발생시험을 추가할 수 있으며 이 경우에는 조합시험법이 된다.
(4) 제 2종 동물의 배·태자 발생시험은 필요하다([별표3] 제5항 제1호 및 제2호 가목 (3) 참조).

다. 조합시험법(Two study design)
(1) 설치류에서 가장 단순한 조합시험법은 수태능 및 초기배 발생시험과 태자검사를 포함한 출생 전·후 발생 및 모체기능시험으로 구성된다. 그러나 태자검사를 포함한 출생 전·후 발생 및 모체기능시험에 있어서 사람의 노출량을 초과한 고용량에 있어서도 출생전의 영향이 없는 경우에는 추가로 배·태자 발생시험([별표3] 제5항 제1호 및 제2호 가목 (3) 참조)을 시행하여도 사람에 대한 위해성을 평가하는데 큰 차이를 나타내지 않는다.
(2) 다른 시험법으로 수태능 및 초기배 발생시험([별표3] 제5항 제1호 및 제2호 가목 (1) 참조)에서 암컷동물에 대한 투여를 경구개의 폐쇄까지 계속하고, 배·태자 발생시험방법([별표3] 제5항 제1호 및 제2호 가목 (3) 참조)에 따라 태자를 검사하여 출생 전·후 발생 및 모체기능시험([별표3] 제5항 제1호 및 제2호 가목 (2) 참조)을 조합하면, 이것은 표준시험법에서 요구되는 모든 검사가 실시되어 사용동물수는 상당히 줄어들게 된다[주9, 17].
(3) 제 2종 동물의 배·태자 발생시험은 필요하다([별표3] 제5항 제1호 및 제2호 가목 (3) 참조).

⑥ 통계분석
통계분석은 시험성적을 해석하는 수단으로 기술통계 및 추측통계를 이용한다 [주 29].

⑦ 보고서 작성시 고려사항
보고서를 작성할 때 포함되어야 할 항목은 다음 각호와 같다[주 29-1].

⑧ 생식·발생독성 용어
생식·발생독성에 사용되는 용어는 [주 29-2]와 같다.

⑨ 독성동태시험
생식·발생독성시험 중 독성동태시험은 다음 각 호와 같이 적용할 수 있다.

1. 독성동태시험자료는 동물 종의 선택, 시험계획 및 투여방법을 조정할 필요성을 제시할 수 있으므로, 생식·발생독성시험의 시작 전에 약물동태정보를 입수하는 것이 바람직하다. 이때의 약물동태정보는 복잡하거나 또는 임신·수유동물에서 얻은 것일 필요는 없으나

시험결과에 따라서는 시험의 평가시점에 임신 또는 수유동물에서의 약물동태정보가 필요할 수도 있다.

2. 보통 생식·발생독성시험에서 노출의 한계는 모체독성에 따라 결정된다. 따라서 일부 생식·발생독성시험에서, 특히 저독성 화합물의 경우, 독성동태 모니터링의 가치가 있으나 모든 화합물에 대하여 일반적으로 필요한 것은 아니다.

3. 약리반응 또는 독성이 나타나지 않아, 전신적 노출이 충분히 이루어졌는가 의문이 생길 경우에 독성동태자료는 생식과정의 여러 단계에서 투여에 의한 노출의 평가에 유효하게 응용할 수 있다.

4. 독성동태자료를 얻기 위하여 암컷동물의 여유동물군[주30]을 사용하는 것이 좋다.

5. 수태능시험 : 반복투여독성시험법의 일반적 원칙을 적용한다. 수태능시험을 모니터할 필요성은 사용되는 투여법 및 선택된 동물 종을 이용하여 실시한 그 이전의 시험에서 얻어진 정보에 의해 결정된다.

6. 임신·수유동물에서의 시험은 노출기간 동안의 투여계획은 독성관찰 결과와 독성동태시험 원칙에 따라 결정되어야 한다. 임신동물과 비임신동물간에 약물동태가 다를 가능성을 고려할 수 있다. 모체, 배자, 태자 또는 신생자의 특정 일령에서의 노출평가를 독성동태시험에 포함하는 수도 있다[주31]. 신생자의 노출에 대한 역할을 명확하게 하기 위하여 유즙으로의 분비를 측정할 수 있다. 어떤 경우에는 배·태자 이행 및 유즙으로의 분비를 조사하기 위하여 추가시험이 필요하거나 적절한 경우도 있다. 시험물질의 태반이행을 증명할 수 없는 동물 종에 대하여는 생식·발생독성시험의 해석에 주의하여야 한다.

[별표 4] 유전독성시험

① 시험종류

1. 원칙적으로 모든 시험물질에 대하여 아래 표준조합 중 1가지를 선택하여 각 호의 유전독성 시험을 실시하여야 한다. 다만, 시험물질의 특성 및 시험의 실시목적 등을 고려하여 필요하다고 인정되는 경우에는 OECD 유전독성시험기준에서 정한 그 밖의 유전독성시험으로 대체하거나 추가적으로 실시할 수 있다. 이 경우 본 기준에 언급되지 아니한 시험에 대하여는 OECD 유전독성시험 기준에 준한다[주32].

   가. 표준조합 1
   1) 박테리아를 이용한 복귀돌연변이 시험
   2) 포유류 배양세포를 이용한 다음 어느 하나의 시험
      가) 체외 염색체이상 시험
      나) 체외 소핵시험
      다) 체외 마우스 림포마 TK 시험
   3) 설치류 조혈세포를 이용한 다음 어느 하나의 시험
      가) 체내 소핵시험
      나) 체내 염색체이상시험

   나. 표준조합 2
   1) 박테리아를 이용한 복귀돌연변이 시험
   2) 설치류 조혈세포를 이용한 체내 소핵시험
   3) 체내 코멧시험

   다. <삭제>

② 박테리아를 이용한 복귀돌연변이시험

1. 박테리아를 이용한 복귀돌연변이 시험은 다음과 같이 한다.
   가. 최소한 아래 5개의 균주
   (1) *Salmonella typhimurium* TA98
   (2) *Salmonella typhimurium* TA100
   (3) *Salmonella typhimurium* TA1535
   (4) *Salmonella typhimurium* TA1537 또는 TA97 또는 TA97a
   (5) *Salmonella typhimurium* TA102 또는 *E. Coli* WP2 uvrA 또는 *E. Coli* WP2 uvrA (pKM101)를 사용한다

   나. 시험방법
   (1) 용량단계는 5단계 이상을 설정하며 최고용량은 시험물질의 특성에 따라 선정한다[주33]. 매 용량마다 3매 이상의 플레이트를 사용한다.
   (2) S9 mix를 첨가한 대사활성화법을 병행하여 수행한다[주34].
   (3) 대조군은 대사활성계의 유, 무에 관계없이 동시에 실시한 균주-특이적 양성 및 음성 (용매 또는 담체) 대조물질을 포함한다[주35].

다. 결과의 판정

　대사활성계 존재 유, 무에 관계없이 최소 1개 균주에서 평판 당 복귀된 집락수에 있어서 돌연변이 발생빈도가 용량의존적으로 증가하거나, 1개 이상의 농도에서 분명한 증가를 나타낼 경우를 양성으로 판정한다. 다만, 판정 결과가 분명하지 않은 경우에는 적절한 재시험을 실시하여 결과를 판정한다.

③ 포유류 배양세포를 이용한 체외 염색체이상시험

1. 포유류 배양세포를 이용한 체외 염색체이상 시험은 다음과 같이 한다.
　가. 세포주
　　사람 또는 포유동물의 초대 또는 계대배양세포를 사용한다.
　나. 시험방법
　　(1) 시험물질의 최고용량은 시험물질의 특성에 따라 선정한다[주36]. 용량 단계는 3단계 이상을 설정한다.
　　(2) S9mix등 적절한 대사활성화법을 병행한다.
　　(3) 염색체 표본은 시험물질 처리 후 적절한 시기에 제작한다[주37]. 이 경우 표본 제작 전에 중기세포 억제제인 콜히친(Colchicine) 또는 콜세미드(Colcemid)를 처리한다.
　　(4) 염색체이상의 검색은 농도당 300개의 분열중기상에 대하여 염색체의 구조이상 및 숫적이상을 가진 세포의 출현빈도를 구한다[주38].
　　(5) 대조군은 대사활성계의 유, 무에 관계없이 적합한 양성과 음성 (용매 또는 담체) 대조군들을 포함한다. 양성대조군은 알려진 염색체이상 유발물질을 사용해야 한다.
　다. 결과의 판정
　　염색체이상을 가진 분열중기상의 수가 적어도 1개 이상의 농도에서 음성대조군과 비교하여 통계학적으로 유의성 있게 증가하고, 용량의존적인 증가를 나타내며, 실험실 내 축적된 음성대조군 결과 범위를 벗어나는 경우에는 양성으로 판정한다.

④ 포유류 배양세포를 이용한 체외 마우스 림포마 TK 시험

1. 포유류의 배양세포를 이용한 체외 마우스 림포마 TK 시험은 다음과 같이 한다.
　가. 세포주
　　마우스 림포마 L5178Y 세포를 이용한다.
　나. 시험방법
　　(1) 적절한 대사활성화법을 병행하여 수행한다.
　　(2) 4단계 이상의 용량단계를 설정하며 시험물질의 최고용량은 시험물질의 특성에 따라 선정한다[주39].
　　(3) 대조군은 대사활성계의 유, 무에 관계없이 적합한 양성과 음성(용매 또는 담체) 대조군들을 포함한다. 양성대조군은 알려진 염색체 및 유전자 손상 유발 물질을 사용한다.
　　(4) 시험물질의 처리는 3~4시간으로 하며 24시간까지 연장할 수 있다.
　　(5) 유발변이의 표현형발현을 위하여 최적에 가까운 발현기간을 부여한다.
　다. 결과의 판정
　　다음 어느 하나의 경우에는 양성으로 판정한다.

(1) 돌연변이 발생빈도가 통계학적으로 유의성 있게 증가하고, 용량의존적인 증가를 나타내는 경우
(2) 적어도 하나 이상의 용량 단계에서 재현성 있게 양성반응을 나타내는 경우
(3) 돌연변이 발생빈도가 국제평가기준(Global Evaluation Factor)을 초과하고, 용량의존적으로 증가하는 경우

⑤ 포유류 배양세포를 이용한 체외 소핵시험
1. 포유류 배양세포를 이용한 체외 소핵시험은 다음과 같이 한다.
  가. 세포주
    사람 또는 포유동물의 초대 또는 계대 배양세포를 사용한다.
  나. 시험방법
    (1) 용량 단계는 3단계 이상으로 설정하며 시험물질의 최고용량은 시험물질의 특성에 따라 선정한다[주39-1]
    (2) S9 mix 등을 첨가한 대사활성화법을 병행하여 수행하고, 필요시 세포질 분열 억제제인 사이토칼라신 비(Cytochalasin B)를 처리할 수 있다.
    (3) 검체는 시험물질 처리 후 적절한 시기에 제작한다[주39-2].
    (4) 농도당 최소 2000개의 세포에 대하여 소핵을 가진 세포의 출현빈도를 구한다. 다만, 세포질 분열 억제제를 사용할 경우, 최소 2000개의 이핵세포(binucleated cell)에서 소핵을 가진 세포의 출현빈도를 구한다.
    (5) 대조군은 대사활성계의 유, 무에 관계없이 적합한 양성과 음성 (용매 또는 담체) 대조군들을 포함한다. 양성대조군은 알려진 염색체이상 유발 물질을 사용해야 한다.
  다. 결과의 판정
    소핵을 가진 세포의 수가 적어도 1개 이상의 농도에서 음성대조군과 비교하여 통계학적으로 유의성 있게 증가하고, 용량의존적인 증가를 나타내며, 실험실내 축적된 음성대조군 결과 범위를 벗어나는 경우에는 양성으로 판정한다.

⑥ 설치류 조혈세포를 이용한 체내 소핵시험
1. 설치류 조혈세포를 이용한 체내 소핵시험은 다음과 같이 한다.
  가. 시험동물
    (1) 마우스나 그 밖의 설치류를 사용한다.
    (2) 수컷과 암컷 사이에 독성 및 대사에 차이가 없다면 한 가지 성별을 선택하여 1군당 5마리 이상을 사용한다. 성 특이 시험물질의 경우는 그에 적합한 성의 동물을 이용한다.
  나. 시험방법
    (1) 용량단계는 3단계 이상으로 하며 시험물질의 최고용량은 시험물질의 특 성에 따라 선정한다[주40].
    (2) 투여경로는 원칙적으로 임상적용 경로로 한다[주41].
      투여 횟수는 원칙적으로 24시간 간격으로 2회 이상 투여하고, 필요에 따라 1회 투여할 수 있다.
    (3) 대조군은 양성과 음성(용매/담체) 대조군을 포함한다[주42].

(4) 시험물질 투여 후 적절한 시기에 골수 또는 말초혈액 표본을 만든다[주43]. 개체 당 최소한 4,000개의 미성숙(다염성)적혈구에 대해서 소핵의 존재여부를 분석한다. 동시에 전체 적혈구에 대한 미성숙(다염성)적혈구의 비율을 골수의 경우에는 최소한 500개의 전체 적혈구에서, 말초혈액의 경우에는 2,000개의 전체 적혈구에서 구한다.

다. 결과의 판정

소핵을 가진 미성숙(다염성)적혈구의 수가 1개 이상의 용량에서 음성대조군과 비교하여 통계학적으로 유의성 있게 증가하고, 용량의존적인 증가를 나타내며, 실험실내 축적된 음성대조군 결과 범위를 벗어나는 경우에는 양성으로 판정한다.

⑦ 설치류 조혈세포를 이용한 체내 염색체이상시험

1. 설치류 조혈세포를 이용한 체내 염색체이상시험은 다음과 같이 한다.
  가. 시험동물
   (1) 설치류(일반적으로 랫드)를 사용한다.
   (2) 수컷과 암컷 사이에 독성 및 대사에 차이가 없다면 한 가지 성별을 선택하여 1군당 5마리 이상을 사용한다. 성 특이 시험물질의 경우에는 그에 적합한 성의 동물을 이용한다.
  나. 시험방법
   (1) 용량단계는 3단계 이상으로 설정하며 시험물질의 최고용량은 시험물질의 특성에 따라 선정한다[주43-1].
   (2) 투여경로는 원칙적으로 임상적용경로로 한다. 투여 횟수는 1회 투여를 원칙으로 하며 필요에 따라 반복투여독성시험과 연계할 수 있다.
   (3) 대조군은 양성과 음성(용매/담체) 대조군을 포함한다.
   (4) 시험물질 투여 후 적절한 시기에 골수도말표본을 만든다[주43-2]. 이 경우 표본 제작 전에 중기세포 억제제인 콜히친(Colchicine) 또는 콜세미드(Colcemid)를 투여한다. 개체 당 최소한 200개의 분열중기상에 대하여 염색체의 구조이상을 가진 세포의 출현빈도를 구한다[주43-3]. 동시에 유사분열지수를 개체 당 최소한 1000개의 세포에서 구한다.

다. 결과의 판정
염색체이상을 가진 분열중기상의 수가 1개 이상의 용량에서 음성대조군과 비교하여 통계학적으로 유의성 있게 증가하고, 용량의존적인 증가를 나타내며, 실험실내 축적된 음성대조군 결과 범위를 벗어나는 경우에는 양성으로 판정한다.

⑧ 체내 코멧시험

1. 체내 코멧시험은 다음과 같이 한다.
  가. 시험동물
   (1) 설치류(일반적으로 랫드)를 사용한다.
   (2) 수컷과 암컷 사이에 독성 및 대사에 차이가 없다면 한 가지 성별을 선택하여 1군당 5마리 이상을 사용한다. 성 특이 시험물질의 경우에는 그에 적합한 성의 동물을 이용한다.
  나. 시험방법
   (1) 용량단계는 3단계 이상으로 설정하며 시험물질의 최고용량은 시험물질의 특성에 따라 선정한다[주43-4].

(2) 투여경로는 임상적용경로로 한다. 투여 횟수는 약 24시간 간격으로 2회 이상 투여하고, 시험물질 최종 투여 후 2~6시간 내에 표본을 채취한다.
(3) 대조군은 병행실시한 양성과 음성(용매/담체) 대조군을 포함한다.
(4) DNA 손상 정도는 각 표본에 대해 최소한 150개 세포를 분석하여 % tail DNA, tail length, tail moment 값을 측정한다. 이와 별도로 150개 세포 중에 존재하는 헤지호그(hedgehog)의 수를 계수한다.

다. 결과의 판정

% tail DNA 값이 적어도 1개 이상의 용량에서 음성대조군과 비교하여 통계학적으로 유의성 있게 증가하고, 용량의존적인 증가를 나타내며, 실험실내 축적된 음성대조군 결과 범위를 벗어나는 경우에는 양성으로 판정한다.

⑨ 독성동태시험

유전독성시험 중 독성동태시험은 다음과 같이 적용할 수 있다.

생체내(in vivo) 유전독성시험에서 음성의 결과가 나온 경우, 사용된 시험종에서의 전신적 노출을 증명하거나 지표 조직에서의 노출의 특성을 확인할 수 있다.

[별표 5] 항원성시험

① 시험종류

1. 항원성시험으로 아나필락시스 쇼크 반응시험 및 수동 피부 아나필락시스 반응시험 등을 실시한다. 단, 피부외용제의 경우는 피부감작성시험을 실시한다[주44].

② 아나필락시스 쇼크 반응시험[주45]

1. 시험동물
   시험동물은 기니픽을 사용한다.

2. 시험방법
   가. 용량은 추정되는 임상용량으로부터 선정한다[주46].
   나. 투여경로는 피하, 또는 복강내로 하는 것이 일반적이나, 임상적용 경로로 투여하여도 무방하다.
   다. 시험군은 원칙적으로 1군당 5마리 이상으로 하여 대조군, 양성대조군 및 시험물질 투여군을 두며, 시험물질 투여군은 저용량군과 고용량군의 2군 이상으로 하고 거대분자와의 결합 여부, 면역보조제와의 혼합투여 여부에 따라 필요한 군을 설정한다[주47].
   라. 시험물질에 따라 거대분자와의 결합 여부를 결정하여[주48] 시험을 실시하며 용매는 0.9%(w/v) 생리식염수를 사용한다[주48]. 대조물질로는 시험물질에 따라 항원성이 알려진 저분자 물질, 또는 이종단백을 사용한다[주47].
   마. 모든 용액은 시험 당일에 조제하며 감작과 야기시 원하는 농도로 준비한다.
   바. 감작시 대조군에는 0.9%(w/v) 생리식염수를 투여하고, 양성대조군에는 양성대조물질을 투여하여 감작한다. 면역보조제를 사용하지 않는 시험군에는 시험물질을 단독으로 피하, 복강내 또는 임상경로에 준하여 반복투여(주 2-3회, 2-4 주간)하여 감작한다. 면역보조제를 사용하는 시험군은 적당한 면역보조제와 혼합하여 피하, 복강내, 또는 피내에 적절한 간격(1-3주)으로 3회 이상 반복투여하여 감작한다[주47].
   사. 최종 감작 1-3주 후에 시험물질(야기항원)을 정맥내 투여하여 아나필락시스 쇼크 증상의 발현 유무를 검색한다. 야기항원량은 원칙적으로 감작에 이용한 저용량의 수배로 한다.

3. 결과의 판정
   시험결과는 아나필락시스 쇼크 반응시험 판정기준에 따라 판정한다[주49].

③ 수동 피부 아나필락시스 반응시험[주45]

1. 시험동물
   이종 수동 피부 아나필락시스 반응시험의 경우 항혈청 제조에 C57BL/6계 마우스 또는 적당한 근교계 마우스를 사용하며, 반응 야기에는 랫드를 사용하고, 동종 수동 피부 아나필락시스 반응시험의 경우 항혈청제조 및 반응 야기에 기니픽을 사용한다.

2. 시험방법
   가. 용량은 추정되는 임상용량으로부터 선정한다.[주46]

나. 투여경로는 피하, 또는 복강내로 하는 것이 일반적이나, 임상적용 경로로 투여하여도 무방하다.

다. 시험군은 원칙적으로 1군당 5마리 이상으로 하여 대조군, 양성대조군 및 시험물질 투여군을 두며, 시험물질 투여군은 저용량군과 고용량군의 2군 이상으로 하고 거대분자와의 결합 여부, 면역보조제와의 혼합투여 여부에 따라 필요한 군을 설정한다[주47].

라. 시험물질에 따라 거대분자와의 결합 여부를 결정하여[주47] 시험을 실시하며 용매는 0.9%(w/v) 생리식염수를 사용한다[주48]. 대조물질로는 시험물질에 따라 항원성이 알려진 저분자 물질, 또는 이종단백을 사용한다[주47].

마. 모든 용액은 시험 당일에 조제하며 감작과 야기시 원하는 농도로 준비한다.

바. 감작시 대조군에는 0.9%(w/v) 생리식염수를 투여하고, 양성대조군에는 양성대조 물질을 투여하여 감작한다. 면역보조제를 사용하지 않는 시험군에는 시험물질을 단독으로 피하, 복강내 또는 임상경로에 준하여 반복투여(주 2-3회, 2-4 주간)하여 감작한다. 면역보조제를 사용하는 시험군은 적당한 면역보조제와 혼합하여 피하, 복강내, 또는 피내에 적절한 간격(1-3주)으로 3회 이상 반복투여하여 감작한다[주47].

사. 최종 감작 1-3주 후에 채혈하여 항혈청을 개체별로 분리한다.

아. 반응 야기를 위하여 위에서 얻은 개체별 항혈청을 제모한 시험동물의 등부위에 피내주사한다. 항혈청은 적당한 배율까지 연속배수희석(4배, 8배, 16배,...)해서 약 0.05-0.1 ml정도 주사하며 이때 대조군 시험동물의 혈청도 동량 주사한다. 각 혈청당 2-3마리의 시험동물에 주사한다. 감작시킨 시험동물은 사육상자에 넣어 수용하며 24시간 후에 시험물질(야기항원)을 시험동물에 투여한다. 이때 투여할 시험물질 용액은 동량의 1-3%(w/v) Evans blue와 혼합하여 각 시험동물의 정맥내에 투여한다. 야기항원량은 원칙적으로 감작에 이용한 저용량의 수배로 한다.

자. 야기항원 주사 30분 후에 시험동물 각 개체를 경추탈골 또는 마취하에 치사시켜 등부위 피부를 절취해서 피부안쪽의 청색 반점을 관찰한다.

3. 결과의 판정

출현한 청색반의 장경과 단경의 평균치가 5 mm 이상이면 양성으로 하고, 양성을 나타내는 가장 마지막 혈청희석액의 희석 배수(최대 희석 배수)를 그 혈청의 최종 역가(항체가)로 정한다.

④ 피부감작성시험[주50]

1. 시험동물

가. 원칙적으로 기니픽을 1주정도 순화하여 사용한다. 암컷을 사용하는 경우에는 임신하지 않은 것 또는 임신의 경험이 없는 것을 사용한다.

나. 시험군은 각 군당 5마리이상으로 하며 원칙적으로 시험물질군, 용매대조군 및 양성대조군을 설정한다.

2. 시험방법

가. 시험물질이 고형제일 경우 증류수 또는 적절한 용매에 습윤시켜 균일하게 적용하며 반고형제 및 액제의 경우 희석하지 않고 사용한다. 에어로졸제는 필요에 따라 희석하여 사용한다.

나. 1차 감작 : 제모한 시험동물의 등부위 피부(약 2×4cm)에 다음과 같은 3종의 시료를 좌우 대칭으로 피내주사한다[주51].
(1) 증류수(또는 생리식염수)와 Freund's Complete Adjuvant(FCA)의 유화물(1:1 혼합물)
(2) 시험물질
(3) 시험물질과 FCA의 유화물(1:1 혼합물)
다. 2차 감작 : 1차 감작 1주 후 시험물질을 피내주사했던 부위에 시험물질을 포함하는 패취(2×4cm)를 부착하여 48시간동안 폐색첩포한다[주52].
라. 야기 : 폐색첩포 2주 후 시험동물의 등부위 혹은 측복부(감작부위와는 다른 부위여야함)를 제모하고 시험물질을 포함하는 패취(2×2cm)를 부착하여 24시간동안 폐색첩포하여 야기시킨다[주52].

3. 결과의 판정
패취제거 24시간 및 48시간 후의 피부반응을 평가[주53]하며 이에 기초하여 시험물질의 피부감작성을 평가[주54]한다.

⑤ 독성동태시험
항원성시험 중 독성동태시험을 적용할 수 있다.

[별표 6] 면역독성시험

① 시험종류

1. 면역독성시험은 반복투여독성시험 등의 결과 면역기능 및 면역장기의 이상이 의심될 경우[주55] 다음 각 목의 시험을 실시할 수 있다[주56].
   가. 세포매개성 면역시험
   (1) Concanavalin A, phytohemagglutinin 및 특이항원에 대한 세포 유약화 시험
   (2) 혼합 백혈구 배양시험
   (3) 난백알부민, tuberculin, *Listeria* 등 T 림프구 의존 항원에 의한 지연 형 과민반응시험
   나. 체액성 면역시험
   (1) 비장세포의 플라그 형성시험
   (2) T 림프구 의존성 항원에 대한 항체의 혈중농도 시험
   (3) T 림프구 비의존성 항원인 lipopolysaccharide에 대한 항체의 혈중농도 시험
   (4) Lipopolysaccharide에 대한 세포 유약화 반응시험
   다. 대식세포 기능시험
   (1) *Listeria monocytogenes*에 대한 탐식 작용시험
   (2) YAC-1 세포에 대한 세포독성시험(마우스의 경우이며 사람의 경우는 K562 세포를 사용함)
   (3) Carbon clearance시험
   라. 자연살해세포 기능시험
   YAC-1 세포에 대한 세포독성시험(마우스의 경우이며 사람의 경우는 K562 세포를 사용함)
   마. 면역표현형검사
   항체를 이용한 백혈구 아형의 확인 또는 계수 시험
   바. 숙주저항능 시험
   (1) Listeria monocytogenes, Streptococcus pneumonia, Candida albicans 등 광범위한 병원체에 대한 숙주의 저항성 변화 확인 시험
   (2) 마우스에서 B16F10 melanoma 등 종양 세포주에 대한 숙주의 저항성 변화 확인 시험

[별표 7] 발암성시험

① 시험동물
1. 시험동물은 6주령까지의 동일 주령의 동물을 사용하며 이유 후 가능한 한 빠른 시기에 투여를 시작하는 것이 바람직하다.
2. 시험동물의 종 및 계통을 선택할 때 감염성질환에 대한 저항성, 수명, 자연발생종양의 발생빈도, 이미 알려진 발암물질에 대한 감수성 등을 고려한다.
3. 동일한 시험물질에 대하여 발암성 예비시험 및 본시험을 실시할 경우 동일종 및 계통의 시험동물을 선택한다.

② 시험 종류
시험의 종류는 1종의 설치류에 대한 장기투여 발암성시험과 1종의 추가시험으로 한다. 1종의 설치류에 대한 장기투여 발암성시험에 사용되는 동물종은 확실한 근거가 없는 경우에는 랫드가 권장된다.
1. 추가시험은 다음 각호의 1을 말한다[주58].
  가. 단기, 중기 설치류 시험계[주59]
    종양발생을 지표로 한 생체내 시험
    (1) 설치류의 개시-촉진(Initiation promotion)모델
    (2) 형질전환 설치류를 사용한 발암모델
    (3) 신생아 설치류를 사용한 발암모델
  나. 다른 1종의 장기발암성 시험

③ 예비시험
발암성시험에서 이용할 투여량을 결정하기 위하여 발암성 예비시험을 실시할 수 있으며, 발암성 예비시험 기준은 다음 각호와 같다. 다만, 충분히 신뢰할만한 시험결과가 있는 경우 다음 시험의 전부 또는 일부를 생략할 수 있다.
1. 단회투여 예비시험
반복투여 예비시험에 대한 최고용량을 결정하기 위하여 적절한 수의 동물을 이용하여 수행한다.
2 반복투여 예비시험
발암성시험에 대한 최고용량을 결정하기 위하여 수행한다.
  가. 용량단계는 암·수 각각에 대하여 3단계 이상의 시험군을 설정하고 별도로 대조군을 둔다. 동물수는 각 군당 암·수 각 10마리 정도로 한다. 용량단계는 공비 2 또는 3으로 하는 것이 바람직하다. 최고용량은 독성변화가 나타나는 용량이어야 하나 기술적으로 투여 가능한 최대량에서도 아무런 독성변화가 나타나지 않는 경우에는 그 용량을 최고용량으로 한다.
  나. 투여경로는 발암성시험과 동일한 투여경로로 한다. 경구투여의 경우에는 강제투여 또는 사료, 물 등에 혼합하여 자유롭게 섭취되도록 하며, 사료에 혼합하여 투여하는 경우 사료 중 시험물질의 농도는 최고 5%까지로 한다.

다. 투여기간은 90일로 하고 투여는 원칙적으로 주 7일로 한다. 그러나 지연성독성 또는 체내축적성이 있는 시험물질의 경우에는 장기간 투여가 요구될 수 있다.

라. 검사방법은 다음과 같다.
(1) 각 군의 모든 동물에 대하여 일반상태를 매일 관찰하고 체중을 주 1회 이상 측정한다.
(2) 투여기간 중 사망례가 발생할 경우는 즉시, 생존례에 대하여는 투여종료 시점에 부검하여 기관·조직의 육안적 관찰을 행한다. 또한 육안적으로 변화가 인정되는 기관·조직에 대하여 병리조직학적 검사를 행한다.

3. 발암성시험에서 사용할 최고용량은 발암성 반복투여 예비시험결과 대조군에 비해 10% 이내의 체중증가를 억제하거나 중독에 의한 사망이 없고, 일반상태 및 부검소견에서 현저한 독성변화가 나타나지 않는 양으로 하며, 시험동물의 종 및 성별 등에 따라 결정하는 것이 바람직하다.

④ 용량단계

암·수 각각에 대하여 3단계 이상의 시험군을 설정하고 별도로 대조군을 둔다. 동물수는 암·수 각각에 대하여 1군당 50마리 이상으로 하며, 발암성시험의 용량단계는 다음 각호와 같다[주57].

1. 시험군에 있어서 최고용량은 발암성 반복투여 예비시험의 결과에서 정한 양으로 하고, 최저용량은 원칙적으로 해당 사용 동물 종에서 약리효과가 발현되는 양 또는 추정 임상용량을 기준으로 하며, 중간용량은 최고용량과 최저용량과의 등비중항으로 한다.

2. 예외적으로 사람의 치료량에 비해 현저히 저독성인 경우에는 최고용량을 추정 임상용량의 약 100배로 설정할 수 있으며, 이 경우 해당용량의 설정근거를 제시할 필요가 있다.

3. 일반적으로 최저용량은 최고용량의 10% 이상이 바람직하나, 추정 임상용량과의 차이가 클 경우에는 최고용량의 10% 미만의 용량으로 설정하여도 좋다.

4. 시험물질을 사료 또는 물에 혼합 투여하는 경우에는 투여기간 중 개별 또는 군당 사료섭취량 또는 물섭취량을 측정하여 시험물질 섭취량을 산출하며, 그 측정간격은 투여 개시 후 3개월간은 주 1회 이상, 그 후는 1개월에 1회 이상으로 하는 것이 바람직하다. 또한 시험개시전 및 시험 중에 시험물질의 순도, 안정성 및 불순물을 정성적 또는 정량적으로 분석한다.

5. 대조군은 음성대조군과 필요에 따라 비투여 대조군, 양성대조군을 둔다.

⑤ 시험방법

1. 투여경로는 원칙적으로 임상적용경로로 하고, 경구투여의 경우에는 강제투여 또는 사료, 물 등에 혼합하여 자유롭게 섭취하도록 하며 사료에 혼합하여 투여하는 경우 사료 중 시험물질의 농도는 최고 5%까지로 한다.

2. 투여기간은 랫드에서는 24개월 이상 30개월 이내, 마우스 및 햄스터에서는 18개월 이상 24개월 이내로 하고, 투여는 1일 1회, 주 7회 투여함을 원칙으로 한다.

3. 관찰기간은 시험물질 투여 종료시 또는 투여 종료 후 1-3개월까지로 한다. 저용량군 또는 음성대조군의 누적사망률이 75%가 되는 경우 그 시점에서 생존 동물을 도살하여 시험을 종료한다. 종양이외의 원인에 의한 사망률이 투여 개시 후 랫드에서는 24개월, 마우스 및 햄스터에서는 18개월의 시점에서 50%이내인 것이 바람직하다. 시험동물의 10% 이상이 서로 잡아먹거나 사육상의 문제가 발생하지 않도록 관리한다.

4. 검사방법은 다음 각호와 같다.
   가. 각 군의 모든 동물에 대하여 일반 증상을 매일 관찰하고, 체중을 투여 개시 후 3개월간은 주 1회 이상, 그 후는 4주에 1회 이상 측정한다.
   나. 시험기간 중의 사망례에 대하여는 신속히 부검하여 기관·조직의 육안적 관찰 및 병리조직학적 검사를 실시한다.
   다. 시험기간 중에 빈사상태의 시험동물에 대하여는 신속히 도살, 부검하여 기관·조직의 육안적 관찰 및 병리조직학적 검사를 실시한다. 또한 도살시 필요에 따라 혈액을 채취하여 적혈구수 및 백혈구수를 측정하고, 도말검체를 제작하여 빈혈이나 림프절, 간장, 비장의 종대 등 혈액질환이 예상되는 동물에 대하여는 도말검체를 검사한다.

⑥ 결과의 관찰

1. 관찰 종료시의 생존례에 대하여는 각 군의 모든 동물에 대하여 기관·조직의 육안적 관찰을 실시한다. 병리조직학적 검사는 최고용량군 및 대조군의 모든 동물에 대하여 실시한다. 단, 최고용량군과 대조군 사이에서 종양발생률에 차이가 있는 기관·조직에 대하여는 기타 시험군의 모든 동물에 대하여도 해당 기관·조직의 병리조직학적 검사를 실시한다.

2. 도살시 필요에 따라서 혈액을 채취하여 적혈구수 및 백혈구수를 측정하고 도말검체를 제작하여, 빈혈이나 림프절, 간장, 비장의 종대 등 혈액질환이 예상되는 예에 대하여는 도말검체를 검사한다.

3. 육안적으로 확인되는 모든 종양성병변은 반드시 검사한다.

4. 원칙적으로 검사하여야 할 장기·조직은 다음과 같다. 피부, 젖샘(유선), 림프절, 침샘(타액선), 흉골, 척추 또는 대퇴골(골수포함), 가슴샘(흉선), 기관, 폐 및 기관지, 심장, 갑상샘(선) 및 부갑상샘(선), 혀, 식도, 위, 소장, 대장, 간장, 췌장, 비장, 신장, 부신, 방광, 정낭, 전립선, 고환, 부고환, 난소, 자궁, 질, 안구 및 부속기, 뇌, 뇌하수체, 척수. 다만 육안적 소견 등의 판단에 의해 적절히 가감할 수도 있다.

⑦ 독성동태시험

투여용량, 투여방법 및 시험동물 종과 계통을 선택하기 위해 발암성시험 중독성동태시험을 적용할 수 있다.

1. 용량설정시의 적용 : 선행된 독성시험에서 사용한 시험동물과 다른 종 및 계통을 사용하는 경우와 투여경로 및 투여방법이 다른 경우, 특히 시험물질을 사료에 혼합하여 투여하는 경우에는 독성동태시험 계획 수립시 특별한 주의를 기울여야 한다. 독성동태시험자료는 임상에서의 노출정도를 고려하여 발암성시험 용량을 설정하는데 참고가 되며, 비선형

약물동태에 의해서 시험결과의 해석이 곤란한 경우 용량설정에 도움이 된다. 원칙적으로, 발암성시험의 용량은 임상에서 사용하는 사람에서의 최대노출량을 초과하도록 설정하는 것이 바람직하나 '종특이성'이 고려되어야 한다. 발암성시험 각 단계 및 적절한 용량군에서 시험물질과 대사체의 전신노출을 측정하는 독성동태시험 결과는 동물모델과 사람간의 노출을 비교하는 관점에서 고찰되어야 한다.

2. 본시험에서의 적용 : 별도로 실시한 시험 또는 용량설정시험에서 결정된 시험물질의 독성동태양상과 발암성 본시험에서의 노출이 일치하는지를 모니터링을 통하여 재확인하는 것이 바람직하다. 이러한 모니터링은 시험기간중에 여러번 행하는 것이 적당하나 6개월을 초과하여 지속할 필요는 없다.

[별표 8] 국소독성시험

① 시험종류

국소독성시험은 피부자극시험, 안점막자극시험으로 한다.

② 피부자극시험

1. 시험동물

젊고 건강한 백색토끼(2.0~3.0kg)6마리 이상을 사용한다.

2. 시험방법

가. 투여량은 시험물질이 액체인 경우 0.5ml, 고체 또는 반고체인 경우 0.5g으로 한다.

나. 도포부위는 털 깎은 등부위의 피부이고, 2.5cm×2.5cm의 비찰과피부 2개 부위와 찰과피부 2개 부위로 한다.

다. 도포 방법은 가로세로 2.5cm의 피부에 시험물질을 적용한 후 가아제로 덮고, 가아제를 테이프로 고정한다. 가아제의 위에 시험물질의 증발을 막기 위해 침투성이 없고 반응성이 없는 고형 재질의 박지로 덮고 테이프 등을 사용하여 고정한다.

3. 적용부위의 관찰

시험물질 투여 후 24, 72시간에 실시하고 표 1에 의해 평가한다.

③ 안점막 자극 시험

1. 시험동물

가. 젊고 건강한 백색토끼(2.0~3.0kg)를 사용한다.

나. 시험동물의 양쪽 안구는 시험개시 24시간 전에 미리 안검사를 실시하여 안구손상 등 각막의 손상이 없어야 한다.

2. 시험방법

가. 점안량은 액체인 경우 0.1ml, 고체 또는 반고체인 경우 0.1g으로 한다.

나. 시험물질을 9마리의 토끼 한쪽 눈에 점안하고, 그 중 3마리는 20~30초 후 양쪽 눈에 미온 무균생리식염수 20ml 정도로 1분간 세안하고, 나머지 6마리는 세안하지 않는다.

3. 관찰

시험물질을 투여하지 않은 다른 쪽 눈을 대조로 하여, 시험물질을 투여 후 1, 2, 3, 4, 7일에 실시하여 표 2에 의해 평가하고, 그 후에도 상해가 잔존하면 3일 간격으로, 투여 13일 이상 행한다.

(표 1) 피부반응의 평가

(1) 홍반과 가피형성

등 급

○ 홍반이 전혀 없음 0
○ 아주 가벼운 홍반(육안으로 겨우 식별할 정도) 1
○ 분명한 홍반 2

○ 약간 심한 홍반 3
　　○ 심한 홍반(홍당무 색의 발적)과 가벼운 정도의 가피 4
　　○ 총 가능한 홍반 점수 4
(2) 부종 형성
　　○ 부종이 전혀 없음 0
　　○ 아주 가벼운 부종(육안으로 겨우 식별할 정도) 1
　　○ 가벼운 부종(뚜렷하게 부어 올라서 변연부가 분명히 구별될 경우) ... 2
　　○ 보통의 부종(약 1㎜정도 부어 올랐을 경우) 3
　　○ 심한 부종(1㎜ 이상 부어오르고 노출부위 밖에까지 확장된 상태) 4
　　○ 총 가능한 부종 점수 4

(표 2) 안구병변의 등급
(1) 각 막
　(A) 혼탁 : 안구의 농후한 정도(가장 농후한 지점을 관찰함)
　　○ 화농이나 혼탁이 없음 0
　　○ 혼탁이 분산 혹은 밀집되어 있으나(정상적인 투명성이 약간 둔화
　　　된 것과는 다름)홍채의 말단이 명확히 관찰됨 1
　　○ 반투명한 부분이 쉽게 관측되나, 홍채의 말단이 약간 불명확함 2
　　○ 진주 색깔을 나타내고 홍채의 말단이 관찰되지 않으며 동공의
　　　크기가 가까스로 관측됨 3
　　○ 각막이 불투명하고 혼탁 때문에 홍채가 관찰 안됨 4
　(B) 혼탁된 각막의 범위
　　○ 1/4 이하(그러나 0은 아니다) 1
　　○ 1/4 이상 1/2 미만 2
　　○ 1/2 이상 3/4 미만 3
　　○ 3/4 이상 1까지 4
　　　A×B×5 최대치 = 80
(2) 홍채
　(A) 반응치
　　○ 정상 0
　　○ 현저한 주름의 형성, 충혈, 종창, 각막 주위에 중등도의 충혈이 단독
　　　혹은 혼합되어 나타나고 홍채는 빛에 대해 반응함(둔한 반응은 양성)
　　　... 1
　　○ 빛에 대해 반응 없으며, 출혈되고 대부분 파괴됨
　　　(이상과 같은 증상의 일부 혹은 전부) 2
　　　A×5 최대치 = 10
(3) 결막
　(A) 발적(안검결막 및 안구결막에 한함)
　　○ 혈관은 정상 0

○ 몇몇 혈관은 명확히 충혈 1
  ○ 넓은 심홍색 색조, 각각의 혈관은 쉽게 관찰 안됨 2
  ○ 엷은 선홍색 3
(B) 결막 부종
  ○ 부풀지 않음 0
  ○ 정상보다 약간 종창(순막 포함) 1
  ○ 안검의 부분적 외전을 동반한 현저한 종창 2
  ○ 눈이 반쯤 감길 정도의 안검의 종창 3
  ○ 눈이 반 이상 감길 정도의 안검의 종창 4
(C) 배출물
  ○ 배출물 없음 0
  ○ 약간의 배출물(정상 동물의 내부 눈꼬리에서 관찰되는 작은 양 제외) .. 1
  ○ 속눈썹과 눈꺼풀을 적시는 배출물 2
  ○ 눈 주위의 상당 부위와 속눈썹과 눈꺼풀을 적시는 배출물 3
    점수(A+B+C)×2 최대치 = 20

[별표 9] 국소내성시험

시판되는 제형 혹은 (타당성이 있으면) 유사한 제형을 사용하여 주사부위의 임상·병리학적 평가를 실시한다. 그러나 단회 혹은 반복투여독성시험에서 임상에 적용되는 조성 및 제형에 대하여 주사부위변화를 병리학적으로 검사하였다면 별도의 국소내성시험은 생략될 수 있다 [주 60].

[별표 10] 단회투여흡입독성시험

① 시험동물

1. 원칙적으로 랫드를 사용하고 그 외의 사유가 있는 경우 포유동물 중에서 선택하여 사용할 수 있으며, 반복투여흡입독성시험의 적정용량 설정을 위하여 실시하는 예비시험을 단회투여 흡입독성시험으로 인정할 수 있다.
2. 동물수는 각 군당 10마리(암·수 각각 5마리) 이상으로 하고, 시험당시 임신하였거나 임신경력이 있는 암컷은 사용하지 않는다.

② 시험방법

1. 시험물질의 노출농도
   최소한 세 가지 이상의 농도를 사용하고 LC50값을 추정할 수 있도록 설정한다.[주61]
2. 대조군
   비투여군 및 용매투여군 등으로 한다.
3. 시험물질 노출 방법
   가. 흡입챔버(exposure chamber)를 사용하여 동물을 챔버속에 넣어 시험하거나 머리 부분만 챔버안에 넣어 시험한다.
   나. 선정된 농도의 시험물질을 공기와 섞어 챔버안에 주입시키고, 환기유량은 시간당 12~15회 정도가 되도록 공기주입 속도를 조절한다. 또한 산소의 비율은 최소 19% 이상, 이산화탄소 농도는 1% 미만, 온도는 22±3°C, 상대습도는 30-70%로 유지하여야 한다.
   다. 동물을 전신노출챔버에 넣어 시험하는 경우 한 마리씩 개별 사육케이지에 넣어 시험하는 것이 적합하며, 동물이 차지하는 공간은 챔버전체 공간의 5%이내가 되어야 한다.
   라. 투여시간은 챔버안의 시험물질 농도가 균일하게 된 후 4~6시간으로 단회 투여한다. 다만, 정당한 사유가 있는 경우에는 투여시간을 조정할 수 있다.
   마. 투여기간동안 챔버내 공기의 주입속도, 온도, 습도를 매 30분마다 기록하고 공기중 시험물질의 실제 농도는 가능하면 연속적으로 측정하되 최소한 시작과 끝, 그리고 중간에 측정하고, 분무제의 경우 입자크기의 분포를 시작과 끝, 그리고 중간에 각각 측정하여야 한다.

③ 관찰

1. 관찰기간
   14일로 하고 동물을 사육하면서 다음과 같은 시험 및 관찰을 한다.
   가. 체중은 시험직전과 시험종료시 측정하고 시험기간 중에는 일주일 간격으로 측정한다.
   나. 일반적 독성증세로서 피부, 모피, 안구, 점막, 호흡기계, 순환계, 자율신경계 및 중추신경계, 운동 및 행동양식, 진전, 경련, 타액분비, 설사, 기면, 수면과 혼수상태 등을 사육상자 옆에서 매일 관찰한다. 증세가 나타날 경우 증세, 발병시간, 정도, 지속시간을 기록한다. 관찰기간 중 사망한 동물은 즉시 부검하거나 필요한 경우 냉장보관 후 부검하고, 쇠약한 동물은 따로 격리한다.

다. 사망동물 및 관찰기간이 끝난 생존 동물에 대하여는 부검, 육안적 관찰을 실시하고 생존 동물 중 이상이 발견된 장기·조직에 대하여는 필요시 병리조직학적 검사를 실시한다.

2. 시험결과의 기록

LC_{50}값과 이의 95% 신뢰도 범위로써 표현하며 일반독성 증세 및 병리조직학적 시험결과를 기록한다.

[별표 11] 반복투여흡입독성시험

① 시험동물

1. 원칙적으로 랫드를 사용하고 그 외의 사유가 있는 경우 포유동물 중에서 선택하여 사용할 수 있다.
2. 동물수는 각 군당 20마리(암·수 각각 10마리) 이상으로 하고, 개의 경우는 8마리(암·수 각각 4마리) 이상으로 한다.

② 시험방법

1. 시험물질의 노출농도
   최소한 세 가지 이상의 농도를 사용하여 독성작용과 최대무독성용량을 추정할 수 있도록 설정한다[주61].

2. 대조군
   비투여군 및 필요한 경우 용매투여군을 둘 수 있으며, 용매투여군의 농도는 투여군중에서 가장 높은 농도의 용매농도를 실시한다.

3. 시험물질 노출방법
   단회투여흡입독성시험과 동일하며 시험기간은 일반적으로 하루 6시간씩 주당 5일 또는 7일로써 90일간 투여하고 시험목적에 따라 2주간 또는 28일간 투여로 할 수도 있다. 다만, 정당한 사유가 있는 경우에는 투여기간을 조정할 수 있다.

③ 시험결과

1. 시험결과에는 다음 사항이 포함되어야 한다
   가. 매일 시험동물의 임상 관찰 결과
   나. 매주 마다 시험동물의 체중 및 사료섭취량
   다. 시험종료시 시험동물로부터 혈액을 채취하여 다음 시험을 한다.
   (1) 혈액검사로서 헤마토크리트치, 적혈구수, 백혈구수, 백혈구 백분율, 혈액응고시간, 혈소판수 등을 측정한다.
   (2) 혈액생화학적 검사로서 칼슘, 인, 염소, 나트륨, 혈당, 트란스아미나제(AST, ALT), ɤ-GT, 요소질소, 알부민, 크레아티닌, 빌리루빈, 혈청단백, 오르니틴디카복실라제를 측정하고 그 외 필요에 따라 독성효과를 평가하는데 있어 지표가 될 수 있는 지질, 산, 염기도, 메트헤모글로빈, 콜린에스터라제 활성 등을 측정한다.
   라. 사망동물 및 관찰기간이 끝난 생존 동물에 대해서는 부검 즉시 간, 신장, 부신, 고환(난소), 폐의 장기무게를 측정하고 최대용량군과 대조군에 대하여는 상기장기 및 상부호흡기계(기관, 비인두조직), 림프절, 침샘(타액선), 골 및 골수, 가슴샘(흉선), 심장, 갑상샘(선), 부갑상샘(선), 식도, 위, 소장, 대장, 간(담낭), 췌장, 비장, 심장, 부신, 방광, 고환(난소), 자궁, 뇌, 뇌하수체, 대동맥, 말초신경 및 병변이 관찰된 기타 장기·조직에 대해서 병리조직학적 검사를 실시하지만 육안소견으로 보아 그 필요성이 인정되지 않는다고 판단되는 경우에는 그 일부를 생략할 수 있다.

[별표 12] 복합제의 제제별 독성시험

① 경구투여제의 독성시험

1. 단회투여독성시험
  가. 동물의 종류 : 1종 이상
  나. 관찰기간 : 72시간이상
  다. 투여방법 : 경구투여
  라. 복합제의 유효성분 모두가 경구투여시, 문헌 등에 의한 LD_{50}값 등으로 보아 저독성 (LD_{50}이 2g/kg 이상인 경우)이라 판단되는 경우에는 그 유효성분 및 복합제의 시험을 생략할 수 있다.

2. 1개월 반복투여독성시험
  가. 동물의 종류 : 1종 이상
  나. 관찰기간 : 1개월 이상
  다. 투여량 : 용량단계는 적어도 3단계의 시험물질 투여군으로 하고, 최대내성용량 및 무해용량 등을 포함하여 용량반응관계가 나타날 수 있도록 설정한다.
  라. 투여방법 : 경구투여
  마. 복합제의 유효성분 모두가 경구투여시 문헌 등에 의한 LD_{50}값 등으로 보아 저독성(LD_{50}이 2g/kg 이상인 경우)이라 판단되는 경우에는 그 유효성분 및 복합제의 시험을 생략할 수 있다.
  바. 복합제의 단회투여독성 시험결과 및 약리작용 등으로 보아 1개월 반복투여독성시험을 생략할 수 있다.

3. 3개월이상 반복투여독성시험
  가. 동물의 종류 : 1종 이상
  나. 관찰기간 : 3개월 이상
  다. 투여방법 : 경구투여
  라. 복합제의 반복투여독성과 각 유효성분의 반복투여독성시험결과가 독성학적으로 차이가 없다고 추정되는 경우에는 3개월이상 반복투여독성시험을 생략할 수 있다.
  마. 연용 가능성이 전혀 없는 복합제에 대해서는 3개월이상 반복투여독성시험을 생략할 수 있다.

② 주사제의 독성시험

1. 단회투여독성시험
  가. 동물의 종류 : 1종 이상
  나. 관찰기간 : 72시간 이상
  다. 투여방법 : 원칙적으로 임상적용 경로
  라. 사람에 적응하는 방법이 정맥주사인 복합제에서 정맥주사시 정확한 LD_{50}값을 구하기 어려운 경우 그 유효성분 및 복합제의 시험을 생략할 수 있다.
  마. 복합제의 유효성분 모두가 정맥주사시 문헌 등에 의한 LD_{50}값 등으로 보아 저독성이라 판단되는 경우에는 그 유효성분 및 복합제의 시험을 생략할 수 있다.

2. 1개월 반복투여독성시험 : 투여방법은 임상적용 경로로 하며 기타 사항은 경구투여제의 시험방법에 준한다.
   가. 사람에 적용하는 방법이 근육주사인 경우 피하주사방법으로 대체할 수 있으며, 정맥주사인 경우 복강내 주사방법으로 대체할 수 있다.
3. 3개월이상 반복투여독성시험 : 투여방법은 임상적용 경로로 하며 기타 사항은 경구투여제의 시험방법에 준한다.
   가. 사람에 적용하는 방법이 근육주사인 경우 피하주사방법으로 대체할 수 있으며, 정맥주사인 경우 복강내 주사방법으로 대체할 수 있다.

③ 수액제의 독성시험
  1. 단회투여독성시험
   가. 동물의 종류 : 1종 이상
   나. 관찰기간 : 72시간
   다. 투여방법 : 정맥주사
   라. 시험약제 : 수액 및 대조수액
   마. 대조수액은 원칙적으로 다음의 것을 사용한다.
    (1) 당 제 제 : 대응하는 농도의 포도당 주사액
    (2) 혈장증량제 : 기존의 것으로서 화학적으로 유사하고 널리 사용되는 제제
    (3) 전해질제제 : 링겔액
    (4) 아미노산제제 : 기존의 것으로서 가장 유사하고 널리 사용되는 제제
   바. 상기 각 항이 조합된 제제의 경우에는 유효성분에 해당하는 대조수액을 각각 당해 제제의 농도에 대응하도록 혼합 제조한 것을 사용하여야 한다.
   사. 독성이 낮아서 LD_{50}값을 구하는 것이 곤란한 제제의 경우는 200g/kg을 투여한 경우에서의 독성소견을 제시한다.
  2. 1개월 반복투여독성시험
   가. 동물의 종류 : 1종 이상
   나. 관찰기간 : 1개월 이상
   다. 투여방법 : 정맥주사 또는 점적정주
   라. 시험약제 : 수액 및 대조수액
   마. 투여량 : 수액제의 단회투여독성시험에 따라서 적의 투여 가능한 양으로 한다.
   바. 대조수액은 원칙적으로 다음의 것을 사용한다.
    (1) 당제제 : 대응하는 농도의 포도당 주사액
    (2) 혈장증량제 : 기존의 것으로서 화학적으로 유사하고 널리 사용되는 제제
    (3) 전해질제제 : 링겔액
    (4) 아미노산제제 : 기존의 것으로서 가장 유사하고 널리 사용되는 제제
   사. 상기 각 항이 조합된 제제의 경우에는 유효성분에 해당하는 대조수액을 각각 당해 제제의 농도에 대응하도록 혼합 제조한 것을 사용하여야 한다.
   아. 상기 투여량으로 변화가 없을 경우에는 최대 안전량으로 시험한다.

3. 3개월 이상 반복투여독성시험
  가. 동물의 종류 : 1종 이상
  나. 관찰기간 : 3개월 이상
  다. 투여방법 : 정맥주사 또는 점적정주
  라. 투여량 : 1개월 반복투여독성의 투여량과 같음
  마. 1개월 반복투여독성시험에서 차이가 없다고 추정된 경우에는 3개월이상반복투여독성시험을 생략할 수 있다.

④ 외용제의 독성시험
 1. 단회투여독성시험
  가. 동물의 종류 : 1종 이상
  나. 관찰기간 : 72시간 이상
  다. 투여방법 : 피하주사
  라. 복합제의 유효성분 중 모두가 피부적용시, 문헌 등에 의한 LD_{50}값 등으로 보아 저독성이라고 판단되는 경우에는 그 유효성분 및 복합제의 시험을 생략할 수 있다.
 2. 1개월 반복투여경피독성시험
  가. 동물의 종류 : 1종 이상
  나. 관찰기간 : 1개월 이상
  다. 시험약제의 농도 : 복합제 및 복합제의 유효성분의 농도를 사람에게 적용하는 농도의 약 5배에 해당하는 양으로 조제한다.
 3. 점막자극시험
  가. 동물의 종류 : 토끼
  나. 투여방법 : 점안
  다. 점막자극시험을 필요로 하는 외용제는 사람에 적용하는 방법이 점막에 사용하는 것 또는 점막에 사용될 가능성이 있는 것으로 한다.
  라. 점막에 대한 자극성을 알기 쉬운 시험방법이 이 방법보다 우수한 것이 있을 경우 그 방법에 따라서 시험할 수 있다.

[별표 13] 주석

[주1]
약물동태학적자료는 시험물질 및 시험종류별로 다르기는 하나, 보통 혈장(또는 전혈 또는 혈청)에서 시험물질 및 그 대사체의 농도를 적절한 시점에 측정하여 산출한다. 그러나, 시험물질에 따라서 혈장외의 다른 생체시료(예 : 뇨 또는 장기조직 등)에서 측정하는 것이 적절할 수 있다. 독성동태시험에서 노출도를 평가하는데 가장 일반적으로 사용되는 약물동태학적 지표는 혈장(또는 전혈 또는 혈청)으로부터 산출한 혈중농도-시간반응곡선하면적(AUC), 최고혈장농도(C_{max}), 최고혈장농도에 도달하는 시간(Tmax) 및 특정시간에서의 혈장농도(C_{time})이다. 시험물질에 따라서 혈장단백과 결합하지 않은 시험물질의 농도에 근거하여 노출도를 산출하는 것이 바람직할 수도 있다. 또한 생체이용율, 생체내반감기, 혈장단백과 결합하지 않은 시험물질의 비율, 체내분포용적등이 독성동태시험결과를 해석하는데 유용할 수도 있다. 이러한 약물동태학적지표와 생체시료 채취시간은 시험물질과 시험목적에 따라 적절하게 선택되어야 한다.

[주2]
독성동태시험의 2차적 목적은 독성시험에서 얻어진 노출 자료와 독성학적 소견과의 상관성을 규명하여 임상사용시의 안전성을 적절히 평가하며, 독성시험에서 동물종의 선택과 투여계획 설정 근거를 제공할 뿐 아니라 다음 독성시험 계획 수립시 정보를 제공하는 것이다.

[주3]
비설치류는 독성증상을 명확하게 관찰할 수 있는 용량도 가능함.

[주4]
단기사용(1주 이내) 또는 생명을 위협하는 질환치료를 목적으로 하는 생물공학의약품의 경우, 2주 반복투여독성시험을 수행할 수 있다.

[주5]
비설치류에 있어서는 9개월의 반복투여독성시험을 고려한다.

[주6]
시험물질이 고도의 체내축적성, 비가역적인 독성의 발현, 투여기간의 장기화에 의해 현저히 독성이 증가하는 특성을 가진 경우

[주7]
과학적 유연성 : 이 기준은 강제 규칙이 아니며 최종적인 것이라기 보다는 출발점이다. 이 기준은 연구자가 시험물질이나 기술수준에 관한 이용 가능한 정보에 따라 시험계획을 강구할 수 있는 기본적 근거가 된다. 이 기준에는 몇 가지 대체시험방법이 언급되어 있으나 방법을 탐구하거나 고안해 낼 수 있는 것도 있다. 시험계획을 고안하는 중요한 목적은 생식·발생에 대한 독성의 징후를 밝혀내는 것이다. 시험방법 및 기술적인 진행과정의 세세한 부분들은 본문에서 제외했다. 어떤 실험실에서는 적절한 기술이 다른 실험실에는 적절하지 않을 수도 있으므로 그러한 결정은 연구자들의 재량으로 맡기는 것이 옳다.

[주8]
시기에 관한 결정 : 이 기준에서는 교미가 밤사이에 이루어졌더라도 질정검사에서 정자가 확인되거나 질전이 확인된 날을 임신 0일로 한다. 다른 언급이 없으면 랫드, 마우스, 토끼의 착상시기는 임신 6-7일이고, 경구개가 폐쇄되는 시기는 임신 15-18일로 추정한다. 다른 방법도 마찬가지로 인정되나 보고서에 반드시 명시하여야 한다. 또한 투여기간에 공백이 없도록 다른 시험에서도 시기를 일치시켜야 한다. 일련의 시험에서 투여기간은 적어도 하루정도 중복이 되도록 기간을 설정하는 것이 바람직하다. 교미일은 태자 및 신생자에 관한 수치에 영향을 주기 때문에 정확성을 기해야 한다. 차세대에 대해서도 비슷한 방법으로, 특별한 언급이 없는 한 신생자가 태어난 날을 출산 후 또는 수유 0일로 산정한다. 그러나, 특이하게 분만이 지연되거나 분만시간이 연장될 경우 교배 후 시간을 참조하는 것이 유익할 것이다.

[주9]
일차시험 및 추가시험 : 정도의 차이는 있으나 모든 일차시험(기준에 근거한 시험)은 그 성질상 집약된 최종 반응결과를 나타낸 것이다. 즉 어느 하나의 지표에서 보인 영향에는 몇 개의 다른 원인이 있을 수 있다. 예로서 출생시 한배새끼수 감소의 원인은 배란율(황체수)의 감소, 착상전 흡수의 증가, 착상 후 흡수의 증가 또는 출생 직후의 사망증가가 원인일 수 있다. 또한 이러한 사망은 초기에 유발된 기형에 기인할 수 있으며, 이러한 기형은 그 후에 따르는 이차적인 변화에 의해 관찰할 수 없게 되었을 수도 있다. 특히 대조군에서 낮은 빈도로 발생하는 자연발생적 영향에 대해서는, 약물투여에 의한 것과 자연적으로 발생하는 것의 구별은 다른 종류의 영향과 연관성을 고려하여 판단한다. 독성물질은 보통 한가지 이상의 영향을 용량의존적으로 유발한다. 예를 들면, 태자사망의 증가와 경도의 형태적 변화의 발생률 증가는 기형 유발과 거의 일정하게 연관이 있다. 어떤 지표에 대한 영향이 밝혀지면, 그와 연관된 항목에 대하여 추가시험을 고려하지 않으면 안된다. 즉, 그 물질의 독성의 본질, 범위 및 기원을 명확히 밝혀야 한다. 추가시험에서는 사람의 위험성 평가에 이용되는 용량반응관계를 확인하여야 한다. 이것은 일차시험에서 투여에 의한 변화와 자연발생적 변화를 구별하기 위해 용량의존성 여부를 조사하는 것과는 다르다

[주10]
예비시험 : 생식・발생독성시험들을 계획하고 시작할 때, 보통 단회투여독성 및 1개월 이상 반복투여독성시험에서 얻은 정보를 활용할 수 있다. 이러한 정보로부터 생식・발생독성시험의 시험물질 투여량을 설정하는 것이 충분히 가능한 것으로 생각된다. 예비시험을 충분히 실시한 경우 그 결과는 본시험 용량설정에 대한 과학적 근거의 일부가 된다. 이러한 시험은 원칙적으로 GLP 기준에 관계없이 제출되어야 한다. 이로써 동물의 불필요한 사용을 피할 수 있게 된다.

[주11]
동물 종과 계통의 선택 : 생식・발생독성시험을 위한 동물 종과 계통을 선택하는데 있어서 적절한 동물모델 선정에 주의를 기울여야 한다. 다른 독성시험에서 사용한 동물과 같은 종 및 계통을 선택할 경우 부가적인 예비시험을 실시하는 것을 피할 수도 있다. 만약 선택된 동물 종이 사람의 모델로서 적절하다는 것이 독성동태자료나 약리 및 독성 자료에 의해 밝혀질 수 있다면 단일종의 시험만으로도 충분하다. 제2의 동물 종을 사용하더라도 사람과 유사성을 나타내지 않는다면 그 동물 종을 사용하는 의미가 거의 없다. 시험물질, 시험계획, 그리고 결과의 해석과 연관지어서

동물 종(계통)의 장·단점을 고려해야 한다. 모든 동물 종에는 나름대로 장점이 있다. 랫드, 그 다음으로 마우스가 일반적인 목적에 좋은 모델이다. 토끼는 배·태자독성시험을 제외한 다른 생식·발생독성시험에서나 반복투여독성시험에서 "비설치류"로서는 경시되어 온 경향이 있으나 수태능시험 특히 수컷의 생식능시험에는 유용한 모델동물로서의 특성을 갖고 있다. 토끼나 개(반복투여독성시험에서 제2의 동물 종으로 자주 사용됨)는 모두 고통을 주는 기술(전기자극 사정)을 사용치 않고도 정액 시료를 쉽게 얻을 수 있다. 같은 개체에서 시간에 따른 정액분석이 가능하다. 그 외 대부분 다른 종은 일반적 목적의 모델동물로서는 좋지 않으나 매우 특수한 목적의 시험에는 유용할 수 있다. 모든 동물 종은 다음과 같은 단점을 갖고 있다.

가. 랫드 : 성호르몬에 대해 민감하다. 프로락틴이 임신성립과 초기 임신유지에 주요한 호르몬이기 때문에 프로락틴 분비에 영향을 주는 도파민 작용약에 대하여는 부적절하다. 임신말기에 비스테로이드성 항염증제에 대해 감수성이 높다.

나. 마우스 : 대사속도가 빠르다. 스트레스에 대하여 감수성이 높다. 태자기형이 무리지어 일어나는 것이(모든 종에서 일어나지만) 특징이다. 태자의 크기가 작다.

다. 토끼 : 종종 독성동태시험이나 독성시험의 자료가 충분치 않다. 일부 항생물질과 소화관 장애에 대한 감수성이 높다. 일반증상의 해석이 쉽지 않다.

라. 기니픽 : 종종 독성동태시험자료나 독성시험의 자료가 충분치 않다. 일부 항생물질과 소화관 장애에 대한 감수성이 높다. 임신기간이 길다. 배경자료가 충분치 않다.

마. 집돼지 또는 미니 돼지 : 배경자료의 변동이 크고 기형발현이 높다. 다량의 시험물질이 필요하다. 사육설비에 비용이 소요된다. 배경자료가 충분치 않다.

바. 페렛(Ferrets) : 적절한 관리시스템이 없으면 계절성 번식을 한다(번식 성공률이 사람/동물 사이의 관계에 매우 의존적이다). 배경자료가 충분치 않다.

사. 햄스터 : 정맥내 투여가 불가능하지는 않으나 매우 어렵다. 투여한 약물을 볼주머니에 저장할 가능성이 있다. 성질이 공격적이고 소화관장애에 대하여 감수성이 높다. 많은 약물에 대하여 민감한 최기형 유발 반응을 보인다. 태자의 크기가 작다.

아. 개 : 계절성 번식을 한다. 근친교배에 의한 폐해가 나타나기 쉽다. 배경자료가 불충분하다.

자. 영장류 : 다른 동물 종과 마찬가지로 사람과 독성동태자료가 다를 수 있다. 배경자료가 불충분하다. 종종 위해성을 검출하기에 충분한 수의 동물사용이 쉽지 않다. 장애를 검출하는 것을 목적으로 하는 시험보다는 생식·발생독성이 알려진 물질의 특성을 검사하는 목적의 시험에 적합하다.

[주12]
전동물(whole animal) 이외의 시험계의 사용 : 전동물을 사용하는 것 이외에 여러 시험계가 개발되어 예비시험(예비검색 또는 우선순위 결정시험)과 추가시험에 이용되고 있다. 화학구조 또는 약효가 유사한 화학물질을 예비적으로 검색하기 위해서는 적어도 한물질 이상에 대하여는 동물시험에서의 결과를 아는 것이 필수적이다(추정에 의하여 효과가 예측됨). 이러한 시험계획으로 보다 높은 단계의 시험을 위한 시험물질을 선택할 수 있다. 추가시험 또는 물질의 특성을 알아보기 위해서는 전동물 시험이 아닌 다른 시험계를 이용하여 상세한 발생과정에 대한 연구가 가능하다. 예를 들면, 독성의 기전연구, 농도-반응 관계의 확인, 감수성이 높은 시기의 선택, 또는 특정 대사체의 영향을 검출하는 것 등이다.

[주13]
용량설정 : 반복투여독성시험과 비슷한 용량을 생식·발생독성시험에서 사용함으로써 전신성 일반독성과 관련지어 수태능에 대한 영향의 해석이 가능하다. 고용량투여군 모체에서 어느 정도의 약한 독성이 유발되는 것이 바람직하다. 시험물질의 종류에 따라 반복투여독성시험이나 생식·발생독성의 예비시험으로부터 고용량을 설정하는 경우 그 규정요소는 다음과 같다.
   가. 체중증가의 억제
   나. 체중증가의 항진, 특히 항상성 기전의 변화와 관련되는 경우
   다. 특이적 표적장기 독성
   라. 혈액학적 검사, 혈액생화학적 검사
   마. 과도한 약리반응. 뚜렷한 임상반응(예 : 진정, 경련)을 수반하거나 수반하지 않는 것도 있다.
   사. 투여경로와 관련이 있는 시험물질 또는 처방의 물리화학적 성상에 의하여 실제 투여 가능한 용량은 한계가 있다. 보통 1g/kg/day가 적당한 한계용량이다.
   아. 독성동태시험은 저독성 시험물질의 최고용량을 결정하는데 유용하다. 그러나 투여량을 증가시켜도 혈장중 또는 조직내 약물농도가 증가하지 않을 때에는 용량을 증가시키는 것이 의미가 없다.
   자. 예비시험에서 배·태자 사망률의 현저한 증가

[주14]
용량-반응 관계의 결정 : 생식·발생독성시험에서 변이가 많은 경우 자연발생적인 것인지 투약에 의한 영향인지를 구별하기가 어려우므로 용량의존성 여부가 투약에 의한 영향 가능성을 결정하는 중요한 수단이 된다. 생식·발생독성시험에서는 용량-반응 기울기가 급경사를 이루므로, 용량사이 간격이 넓은 것은 권장되지 않는다. 어떤 관찰된 효과에 대해 한 시험에서 용량-반응관계를 검토하는 경우, 최소한 세용량 이상의 용량군과 적절한 대조군을 두는 것이 권장된다. 용량-반응관계가 의심스러우면 네번째 용량군을 두어 용량간격이 너무 차이가 나지 않도록 한다. 이러한 계획으로 생식·발생독성에 대한 "무독성량"을 찾아내야 한다. 무독성량을 구하지 못한 경우, 보다 상세한 연구와 추가시험을 하여야 한다.

[주15]
다른 투여경로에 의한 노출 : 어떠한 투여경로가 신체에 큰 부담을 주는 것을 혈중농도-시간반응 곡선하면적(AUC)등으로 보여줄 수 있다면 이보다 작은 신체부담을 주는 경로 혹은 현실적으로 어려운 경로(예 : 흡입)를 연구할 이유가 거의 없다. 새로운 투여경로를 적용하는 시험을 계획하기 전에 기존의 독성동태자료를 이용하여 그 시험의 필요성을 검토하여야 한다.

[주16]
임신동물에서의 독성동태시험 : 임신, 수유동물에 대한 독성동태연구는 급격한 생리적 변화 때문에 문제를 일으킬 수 있다. 이러한 문제를 해결하기 위하여 2상 혹은 3상 연구를 고려하는 것이 최선이다. 시험을 계획할 때 독성동태 자료(종종 비임신 동물에서의 자료)는 시험동물 종의 일반적 적합성에 대한 전반적 정보를 제공하며 연구방법의 결정과 용량설정에 참고가 된다. 시험 중에 독성동태연구를 수행하게 되면 약물투여량의 적정성을 확인하거나 예측되는 동태 패턴으로부터 벗어난 것을 입증할 수 있다.

[주17]
다른 대체안의 선택예 : 2g/kg에서 사망예가 없고 1g/kg에서 반복투여에 의하여 아무런 독성이 없는 물질에 있어서는 대조군, 2개의 시험군(0.5와 1.0g/kg)이면 이세대시험으로서 충분한 것으로 생각된다. 그러나 동물 종의 선택이 적절했느냐와 시험물질이 효과가 있는 약물이냐에 대한 문제가 발생할 수 있다. 일생에 한번, 단회투여되는 약물(예 : 진단약, 수술용 의약품)은 투여기간에 관계없이 임상치료용량의 두배 이상을 반복투여하는 것은 곤란할 수 있으며, 이런 경우에는 기간을 단축시켜 고용량을 투여하는 것이 적절하다. 암컷에 대해서는 사람에서의 노출을 고려할 때 기관형성기 이후에 노출시킬 필요는 거의 없다. 도파민 작용약 혹은 혈중 프로락틴 수준을 저하시키는 약물의 경우 생식・발생독성시험에 랫드는 적절하지 않고 토끼가 적절할 수 있으나 많이 사용되지 않고 있다. 반복투여에 의해 혈장 중 독성동태에 변화가 나타나는 약물은, 배・태자발생시험에서 배・태자발달에 대한 위해 가능성이 충분히 평가되지 않을 수 있다. 이러한 경우 수태능 및 초기배 발생시험에서 암컷의 투여기간을 임신 17일까지 연장시키는 것이 바람직하다. 시험 말기 부검에서 수태능과 배자・태자발생에 미치는 영향을 같이 평가할 수 있다.

[주18]
교배전 투여 : 수컷의 교배전 투여기간의 단축은 종래 교배전 장기간 투여하도록 요구했던 수태능에 관한 시험계획에서 정자형성 과정에 대한 기초적 연구자료의 축적과 재평가에 근거한 것이다. 즉 수컷의 생식에만 선택적으로 영향을 주는 약물은 드물고 정자형성에 영향을 주는 화학물질은 대부분 감수분열 이후의 과정에 영향을 미쳐 고환의 무게에 영향을 미친다. 암컷과의 교배는 정자형성에 미치는 영향을 검출하는데 감도가 낮은 방법이다. 고환의 병리조직검사는 정자형성에 미치는 영향을 검출하는 가장 감도가 높은 방법이다. 수컷 생식기관의 적절한 병리조직검사(예: 부잉액에 고정, 파라핀포매, 고환의 2내지 4㎛ 횡단절편, 부고환 종단절편, PAS 및 헤마톡실린 염색)는 정자형성에 미치는 영향을 검출하기 위한 직접적인 검사방법이다. 정자검사(정자수, 정자운동성, 정자형태)는 다른 방법에 의해 얻은 지식을 확인하고 다시 한번 영향을 특징짓기 위하여 이용 가능한 검사이다. 정자검사에는 정관 또는 부고환 미부에서 채취한 시료를 사용하는 것이 보다 적절하다. 정자형성(및 암컷의 생식기관)에 미치는 영향에 관한 정보는 반복투여독성시험 또는 생식・발생독성시험에서 얻어질 수 있다. 수컷 생식기관의 병리조직검사 및 정자검사에 의해 검출되지 않는 수컷 생식에 미치는 영향을 찾아내기 위하여는 교배전 4주간 투여 후 암컷과 교배하는 방법이 그 이상 장기간 투여 후 암컷과 교배시키는 방법과 비교하여 같은 정도로 유효하다는 것이 밝혀졌다. 경우에 따라서는 2주간 투여가 허용될 수도 있다. 그러나 교배전 투여를 2주간 하는 경우에는 그 타당성이 충분히 납득될 수 있도록 설명이 필요하다. 수태능시험의 검색범위를 넓게 실시하지 않으면 안된다는 것을 시사하는 자료가 인정되는 경우에는 보다 상세히 해당되는 영향의 특징을 명확히 하기 위한 적절한 시험이 계획되어야 한다.

[주19]
동물수 : 과거 및 기존의 기준, 그리고 이 기준에서도 각 군당 동물수에 대한 과학적 근거는 거의 없다. 동물수는 시험관리 전반에 지장을 초래하지 않고 취급할 수 있는 최대시험규모에 의해서 결정된다. 이는 동물의 구입・사육비용이 많이 들수록 동물수가 작아진다는 사실에 의해 알 수 있다. 이상적으로는 모든 종에 대하여 최소한 같은 규모의 동물수가 요구되어야 하며, 영장류등 사용빈도가 낮은 동물 종에서는 동물수를 보다 많이 하는 경우도 있다. 또한 필요한 동물수는 그

군에서 영향이 나타날 것으로 예상되는지의 여부에 따라 결정하는 것도 명확하다. 높은 빈도로 영향이 검출되는 것에 대해서는 적은 수의 동물만 필요하며, 영향이 없는 것을 추정하기 위해 필요한 동물수는 검토되는 지표를 고려하여야 하는데, 대조군에서의 발현율(희귀 사건) 또는 중앙주변에의 분산경향(계량치적 혹은 계량치적 변수)을 고려하여 동물수를 정해야 한다. "출생자에 대한 투여"[별표 23]을 볼 것. 희귀사건(기형, 유산, 총태자의 손실 등)을 제외한 모든 경우에, 설치류와 토끼에서 16내지 20 한배새끼에 대한 평가로 연구간에 일관성을 얻을 수 있다. 각 군당 16 한배새끼 이하에서는 연구간 결과에 일관성이 없으며, 군당 20내지 24 한배새끼 이상에서도 일관성과 정확성이 크게 높아지지는 않는다. 이러한 동물수는 평가와 관계가 된다. 만약 다른 평가를 위해 투여군을 나누어야 하는 경우에는 시험시작 시점에서 동물수가 배가 되어야 한다. 마찬가지로 2세대 번식시험에서도 F_1세대의 최종평가에 16내지 20 한배새끼가 필요하다. 자연감소가 있으므로 시험을 시작할 때의 F_0세대의 수가 더 커야 한다.

[주20] 교배
교배비율 : 암·수 모두에 투여할 때 또는 암·수동물에 대해 같은 목적으로 연구할 때 교배비율은 1:1이 좋다. 그 이유는 임신성공률이 높고 분석오류를 피할 수 있으며 결과 해석에 가장 안전하기 때문이다.
교배기간과 방법 : 대부분의 연구기관에서는 2 내지 3주간의 교배기간을 두며, 질전 확인 혹은 질정 검사에서 양성인 암컷은 격리시켜 놓거나 또는 그대로 동거시키기도 한다. 대부분의 랫드는 동거한지 5일 이내에 교미하게(동거 후 첫 발정주기에) 되나 일부 암컷은 위임신이 된다. 위임신 암컷을 수컷과 약 20일 정도 두면 발정주기가 다시 시작되고 임신할 수 있게 된다.

[주21] 최종도태
암컷 : 암컷에서 착상기에 투여를 중지한 경우에는 일반적으로 임신 13 내지 15일에 부검하는 것이 수태능 또는 생식기능의 영향평가(예 : 착상과 흡수자리 구분)에 적당하다. 일반적으로, 수태능시험에서 후기 배자손실, 태자사망과 형태적 이상에 대한 정보를 얻고자 임신 20/21일에 부검하는 것은 유해작용의 검출에 필요하지 않을 수 있다.
수컷 : 교배결과가 나올 때까지 수컷 부검을 연기하는 것이 바람직하다. 수컷 부검을 연기하여도 교배결과가 모호할 때에는 수태능 혹은 불임을 확인하기 위해 비투여 암컷과 교배시킬 수 있다. 수태능 및 초기배 발생시험의 일부로서 투여된 수컷은 투여가 교배기간 이후 부검시까지 계속된다면 수컷 생식계에 대한 독성 평가에 사용될 수 있다.

[주22]
관찰 : 투여기간 중 임신 암컷의 체중을 매일 측정하여 유용한 정보를 얻을 수 있다. 의약품에 대하여는 임신을 제외한 기간(교배전, 교배기간, 수유기간)에도 주 2회 이상 체중을 측정하는 것이 바람직하다. 임신이 의심되는 랫드 또는 마우스(토끼는 제외)의 자궁을 황화암모늄으로 염색하여 착상 후 초기 배자사망을 확인한다.

[주23]
출생자에 대한 투여 : 이 기준은 의약품에 대한 기존 기준에서 유래된 것이므로 이유기에서 성적 성숙에 이르기까지의 전과정에 걸쳐 노출시키지 못하며 생식수명의 단축가능성도 다루지 못한다.

어린이와 청소년에게 사용될 수 있는 의약품등의 유해작용을 검출하기 위해서는 특정 일령의 출생자에게 직접 투여하는 특수시험(사례별로 시험계획을 세우는 것)이 고려되어야 한다.

[주24]
출생 전·후 발생 및 모체기능시험 : 출생 전·후 발생 및 모체기능시험을 두 가지 시험, 즉 배자발생기간에 노출하는 시험과 태자기간, 출산 및 수유기간에 노출하는 시험으로 각각 분리한다면 두시험 모두에서 출생자의 출생 후 평가가 요구된다.

[주25]
F_1-동물 : 이 기준에서는 생식기능의 평가에 이용할 F_1개체를 이용하여 행동 및 다른 기능시험을 실시할 수 있으므로 이유 후에 한배새끼 당 암·수 각 1수의 F_1 동물을 관찰하는 것이 권장된다. 이럴 경우 각 개체 간에 다른 시험에서 나타난 결과와의 연관성을 서로 참고할 수 있다. 그러나 실험실에 따라 행동평가와 생식기능평가에 다른 쌍의 동물을 이용하고 있다. 각 실험실에 따라 어느 방법이 적합한지는 적용되는 시험조합과 이용할 수 있는 설비 등에 따라 다르다.

[주26]
한배새끼수의 조정 : 생식·발생독성시험에서 한배새끼수의 조정여부에 대하여는 아직 논란중이다. 연구자는 반드시 한배새끼수의 조정여부를 설명하여야 한다.

[주27]
신체발달, 감각기능, 반사 및 행동 : 신체발달의 가장 중요한 지표는 체중이다. 개안, 이개개전, 피모발달, 절치맹출 등 이유 전 발달지표는 출산자의 체중과 상관성이 높다. 적어도 임신기간이 유의적인 차이를 보이는 경우에는 체중은 출생 후 시간보다도 교미 후 시간경과에 관련된다. 정향반사, 청각반사, 공중낙하 정향반사 및 빛에 대한 반사등도 마찬가지로 신체발달에 관련된다. 이유 후 발달지표로서 권장되는 항목은 암컷의 질개구와 수컷의 귀두와 포피와의 분리가 있다. 수컷의 귀두와 포피와의 분리는 테스토스테론의 증가와 관련이 있고 정소하강과는 관련이 없다. 이러한 지표들은 성적 성숙이 시작되었음을 보여주며, 대조군과의 차이가 특이적인 것인지 또는 일반적 성장과 관련이 있는 것인지를 명확히 하기 위해 성적 성숙기의 체중을 기록하는 것이 권장된다. 현재까지 기능검사는 거의 행동검사에 방향이 맞추어져 왔고 많은 노력이 경주되었지만 권장되는 특정한 시험방법은 인정되지 않는다. 연구자들이 감각기능, 운동기능, 학습 및 기억에 미치는 영향을 평가할 수 있는 방법을 찾아내는 노력이 필요하다.

[주28]
태자의 개체식별 및 평가 : 이상형태를 검출하기 위하여 한 개체에 대한 여러 다른 검사(예를 들어, 체중, 외부검사, 내장 및 골격검사)의 결과를 모두 관련지을 수 있어야 한다. 대조군 및 고용량군의 골격 및 내장 기형검사에서 의미 있는 차이가 관찰되지 않을 경우 중용량 및 저용량군 태자의 관찰이 필요치 않을 수도 있다. 그러나 미래의 검사 가능성에 대비해 고정표본을 보관하는 것이 바람직하다. 고정하지 않은 표본을 미세절개방법으로 관찰한 경우, 고정된 태자표본과 비교하는 것은 곤란하다.

[주29]
통계분석에서 가장 중요한 부분은 서로 다른 변수간의 상관성 검토와 자료의 분포를 명확히 하는데 있다(기술통계). 이 검토에 의해 군 간의 비교방법이 결정된다. 생식·발생독성시험에서 얻은 각종 지표는 보통 정규분포를 따르지 않고, 계량치로 보이는 것부터 극단적 분류까지 다양하다. 추측통계학(통계학적인 유의성을 결정하는 방법)을 사용할 때는 태자나 신생자가 아닌 번식쌍(교미쌍)이나 한배새끼가 비교의 기본 단위로서 사용되어야 한다. 사용된 검정에 대해서는 그 타당성을 설명하여야 한다.
추측통계 : "유의성" 검정(추측통계학)은 결과해석에 있어서 보조수단으로 사용될 뿐이다. 결과의 해석은 생물학적 타당성에 근거하여야 한다. 단순히 "통계적 유의성"이 없기 때문에 대조군과의 차이를 생물학적으로 의의가 없다고 하는 것은 좋지 않다. 또한 "통계적 유의차"가 있기 때문에 생물학적으로 의의가 있다고 생각하는 것도 현명하지 않다. 특히 낮은 빈도로 일어나며 한 쪽으로만 치우쳐 분포하는 사건들(배자사망, 기형)에서는 시험의 통계적 검출력이 낮은 것을 유의하여야 한다. 사용하는 지표의 신뢰구간은 영향의 크기 등이 범위에 있는가를 나타내는 것이다. 통계방법을 사용하는 경우 비교하는 표본단위를 고려하여야 한다. 즉, 개개의 수태산물로서가 아니라 모체(한배새끼)를, 암·수 모두에 투여하였을 때에는 교미쌍을, 2세대연구에서는 친세대의 교미쌍을 표본단위로 하는 것이 고려된다.

[주 29-1]
자료를 제시할 때에는 시험에 이용된 모든 동물의 시험자료를 설명할 수 있도록 명확하고 간결한 방법으로 각각의 수치를 표시하여 보고서를 작성한다. 시험 시작부터 끝까지 모든 동물개체의 이력을 추적할 수 있도록 총괄하여, 각 개체값 등이 군별 총괄치에 기여하고 있는 바를 쉽게 추정할 수 있게 하여야 한다. 군별 총괄치는 오류를 피하기 위하여 생물학적으로 모순이 없는 형식으로 또는 변수의 분포를 반영하는 형식으로 표시한다. 체중, 사료섭취량, 한배새끼 수 등 개체별 결과표는 간결하고, 가능한 계산된 수치보다는 절대적인 수치로 구성이 되어야 한다. 불필요한 중복은 피하여야 한다. 일반증상, 육안적 해부소견, 이상 등과 같은 출현빈도가 낮은 관찰항목들을 표로 만들려면 양성소견을 나타내는 (소수의) 개체를 한데 모아 기재하는 것이 바람직하다. 특히 형태적 변화(태자기형) 같은 자료를 표시하는 경우 일차 표를 만드는데 이상태자를 갖는 모동물과, 그 한배새끼 중에서 이상이 있는 태자를 명기하고, 이상태자에서 관찰된 모든 변화를 제시하여야 한다. 필요에 따라 위의 표에 근거하여 변화의 유형별로 표를 작성한다.

[주 29-2]
생식·발생독성에 사용되는 용어는 다음 각 호와 같다.
 1. 생식·발생독성은 성숙동물의 생식능력에 미치는 영향 이외에 나음을 포함한다.
  가. 발생독성 : 동물이 성숙될 때까지 유발된 장애. 즉 배자 또는 태자기에 유발 또는 발현된 장애 및 출생 후에 유발되거나 발현된 장애가 포함된다.
  나. 배자독성, 태자독성, 배·태자독성 : 출생 전 노출의 결과로서 수태산물에 나타나는 장애로서 형태이상, 기능이상 및 그러한 영향이 출생 후에 발현되는 것이 포함된다. "배자독성" 또는 "태자독성"과 같은 용어는 장애가 검출되는 시기에 상관없이 유발된 시점/시기에 관계가 있다.

2. 일, 이, 삼세대 연구 : 시험물질에 직접 노출된 동물의 세대수에 의하여 정의된다. 예로서 일세대시험에서는 F_0 세대의 직접 노출과 F_1세대의 간접 노출(모체를 통한)이 있으며, 시험은 보통 F_1세대의 이유기에 끝난다. 농약이나 공업용 화학물질에 대하여 이용되는 이세대시험에서는 F_0세대의 직접노출, F_1세대의 간접 및 직접 노출, F_2세대의 간접적인 노출이 이루어진다. 삼세대시험도 같은 방법에 의해 정의된다.
3. 신체부하 : 물질의 투여에 의해 생기는 개체의 체내에서 약물의 노출량 즉, 원약물이나 대사물의 분포와 축적을 고려하는 것이 포함된다.

[주30]
여유동물군 : 독성시험계획에 포함되는 군으로 본시험동물과 동일한 조건으로 사육, 처치되나 주로 독성동태시험에 사용된다.

[주31]
배·태자 콤파트먼트로의 물질의 이행을 고려하는 것도 중요하나 실제로 태자의 노출은 별개의 시험에서 주로 평가되는 지표이며, 태반통과성으로서 표시하므로 유의하여야 한다.

[주32]
시험물질의 특성 및 시험의 실시목적 등을 고려하여 필요하다고 인정되는 경우에 대체하거나 추가적으로 실시할 수 있는 OECD 유전독성시험은 다음과 같다.
1. <삭제>
2. 포유동물 세포를 이용한 체외 유전자 돌연변이시험
3. <삭제>
4. 설치류를 이용한 우성치사시험
5. <삭제>
6. <삭제>
7. <삭제>
8. <삭제>
9. 포유동물 정원세포의 염색체 이상 시험
10. <삭제>
11. 마우스를 이용한 유전성전좌시험
12. 포유동물 간세포를 이용한 체내 부정기 DNA 합성시험,
13. 형질전환 설치류의 체세포와 생식세포를 이용한 유전자변이시험

[주33]
1. 비독성 시험물질은 원칙적으로 5mg/plate 또는 $5\mu l$/plate
2. 세포독성 시험물질은 복귀돌연변이체의 수 감소, 기본 성장균층의 무형성 또는 감소를 나타내는 세포독성 농도
3. 난용성 시험물질은 시험 소선하에서 육안으로 시험물질 침전이 관찰되고 계수를 방해하지 않는 농도

[주34]
S9은 랫드에 적절한 약물대사 효소계의 유도체를 투여한 후 간으로부터 조제하며, 이 S9에 보효소 등을 넣은 S9 mix를 이용한다.

[주35]
대사활성계를 이용하는 경우, 양성대조 표준물질들은 사용되는 세균 균주의 종류에 기초해서 선택한다.

[주36]
 1. 비독성 시험물질의 최고농도는 1mM 또는 0.5mg/ml 중 더 낮은 농도
 2. 세포독성 시험물질은 약 50%의 세포성장 감소를 초과하지 않는 농도
 3. 난용성 시험물질은 시험 조건하에서 육안 등으로 시험물질 혼탁 또는 침전이 관찰되고 계수를 방해하지 않는 농도

[주37]
직접법 및 대사활성화법의 경우 시험물질 처리 시간을 3~6시간으로 하고 다시 정상배지에서 배양하여 시험물질 처리 후 1.5 정상세포주기 경과시기에 제작한다.

[주38]
구조이상에 대하여는 염색분체 및 염색체에 나타나는 구조이상의 종류를 명기한다.

[주39]
 1. 비독성 시험물질의 최고농도는 1mM 또는 0.5mg/ml 중 더 낮은 농도
 2. 세포독성 시험물질의 최고농도는 세포성장 지표(RTG)가 20-10%로 측정되는 즉, 80-90%의 세포독성을 나타내는 농도
 3. 난용성 시험물질은 시험 조건하에서 육안 등으로 시험물질 혼탁 또는 침전이 관찰되고 계수를 방해하지 않는 농도

[주39-1]
 1. 비독성 시험물질의 최고농도는 1mM 또는 0.5mg/ml 중 더 낮은 농도
 2. 세포독성 시험물질은 약 50%의 세포성장 감소를 초과하지 하지 않는 농도
 3. 난용성 시험물질은 시험 조건하에서 육안 등으로 시험물질 혼탁 또는 침전이 관찰되고 계수를 방해하지 않는 농도

[주39-2]
직접법 및 대사활성화법의 경우 시험물질 처리 시간을 3~6시간으로 하고 다시 정상배지에서 배양하여 시험물질 처리 후 1.5~2.0 정상세포주기 경과시기에 검체를 제작한다.

[주40]
 1. 최고용량은 최대내성용량(MTD)으로 한다.

2. 골수 혹은 말초혈액에서 전체 적혈구 가운데 미성숙 적혈구의 비율 감소를 나타내는 용량
3. 호르몬과 유사분열인자 같이 낮은 비독성 용량에 특이적인 생물학적 활성을 지닌 물질은 처리용량 설정기준에서 제외하고, 사례별 근거로 평가
4. 비독성 시험물질은 투여기간이
  14일 이상인 경우 1,000mg/kg/day, 14일 미만인 경우 2,000mg/kg/day
5. 반복투여독성시험에 통합하여 시험하는 경우 시험용량 선정은 달라질 수 있다.
  가. 표준조합 1
    포유류 세포를 이용한 체외시험 결과가 음성인 경우에 한하여 반복투여독성시험의 용량이 타당하게 선정된 경우에는 이를 시험용량으로 선정할 수 있다
  나. 후속시험 또는 표준조합 2
    유전독성을 평가하기 위한 최고용량은 투여가능최대용량(MFD), 최대가능노출용량 등을 고려하여 적절하게 선정한다.

[주41]
경구투여는 보통 강제투여로 하고 다른 노출경로는 과학적으로 인정되는 경우 수용할 수 있다.

[주42]
대조군의 동물들은 처리군의 동물들과 동등한 방식으로 다루어져야 한다. 양성대조군은 노출량에서 기본값 이상으로 증가할 것으로 예상되는 생체내(*in vivo*) 소핵이 형성되어야 한다.

[주43]
시험물질 투여 빈도에 따라 다음과 같이 표본 채취 시간을 설정한다.
1. 단회 투여시, 골수의 경우 투여 후 24-48시간 사이에 적절한 간격으로 최소 2회 표본을 채취하고, 말초혈액의 경우 투여 후 36-72시간 사이에 적절한 간격으로 최소 2회 표본을 채취한다.
2. 2회 투여시, 골수의 경우 최종 투여 후 18-24시간 사이에 반드시 1회 표본을 채취하고, 말초혈액의 경우 최종 투여 후 36-48시간 사이에 반드시 1회 표본을 채취한다.
3. 3회 이상 투여시, 골수의 경우 최종 투여 후 24시간 안에 1회 표본을 채취하고, 말초혈액의 경우 최종 투여 후 40시간 안에 1회 표본을 채취한다.

[주43-1]
1. 최고용량은 최대내성용량(MTD)으로 하거나 골수에 독성을 나타내는 용량으로 한다.
2. 비독성 시험물질은 투여기간이
  14일 이상인 경우 1,000mg/kg/day,
  14일 미만인 경우 2,000mg/kg/day
3. 반복투여독성시험에 통합하여 시험하는 경우 시험용량 선정은 달라질 수 있다.
  가. 표준조합 1
    포유류 세포를 이용한 체외시험 결과가 음성인 경우에 한하여 반복투여독성시험의 용량이 타당하게 선정된 경우에는 이를 시험용량으로 선정할 수 있다.

나. 후속시험 또는 표준조합 2
　유전독성을 평가하기 위한 최고용량은 투여가능최대용량(MFD), 최대가능노출용량 등을 고려하여 적절하게 선정한다.

[주43-2]
시험물질 투여 빈도에 따라 다음과 같이 표본 채취 시간을 설정한다.
1. 단회 투여시, 투여 후 1.5 정상세포주기 경과 시기에 1차 표본을 만들고, 1차 표본 채취 후 24시간에 2차 표본을 만든다.
2. 2회 이상 투여시, 최종 투여 후 약 1.5 정상세포주기 안에 1회 표본을 만든다.

[주43-3]
구조이상에 대하여는 염색분체 및 염색체에 나타나는 구조이상의 종류를 명기한다.

[주43-4]
1. 최고용량은 최대내성용량(MTD)으로 한다.
2. 비독성 시험물질은 투여기간이
　14일 이상인 경우 1,000mg/kg/day, 14일 미만인 경우 2,000mg/kg/day
3. 반복투여 독성시험에 통합하여 시험하는 경우 시험용량 선정은 달라질 수 있다.
　가. 표준조합 1
　　포유류 세포를 이용한 체외시험 결과가 음성인 경우에 한하여 반복투여독성시험의 용량이 타당하게 선정된 경우에는 이를 시험용량으로 선정할 수 있다
　나. 후속시험 또는 표준조합 2
　　유전독성을 평가하기 위한 최고용량은 투여가능최대용량(MFD), 최대가능노출용량 등을 고려하여 적절하게 선정한다.

[주44]
해당 시험물질의 특성과 임상적용법 등에서 타당한 사유가 인정되면 본 시험의 생략이 가능하다. 고분자나 단백질이 결합한다고 생각되는 시험물질에 대하여는 시험물질의 중합성 및 단백결합 정도를 고려하여야 한다. 또한 유사시험물질에서 특별한 항원성 및 여기에 기인한다고 의심되는 부작용이 있는 경우 교차 항원성의 가능성을 고려하여야 한다.

[주45]
원칙적으로 본 시험 실시방법에 따라서 시험을 실시하여야 하나 세부사항에 있어서 시험의 본질에 영향을 주지 않는 한도 내에서 조정이 가능하며, 동일한 목적의 다른 시험법이 실시 가능한 경우에는 다른 시험법의 적용도 가능하다.

[주46]
감작하는 시험물질의 양은 원칙적으로 최대 임상용량 이상을 저용량으로 하고 고용량은 저용량의 수배 량을 투여하며, 필요시 적당한 다른 용량의 추가도 무방하다.

[주47]
　가. 시험물질의 분자량에 따라 일반 의약품과 고분자 물질로 분류하여 시험을 실시한다. 일반 의약품의 경우 약물 단독 및 혈청알부민과 같은 거대분자와 결합된 형태로 시험을 실시하며, 고분자 물질은 그 자체로 시험을 실시한다.
　나. 대조물질로는 원칙적으로 생리식염수를 사용하며, 양성대조물질은 시험물질이 일반 의약품인 경우 aminoantipyrine 혹은 penicillin 등과 같은 저분자 물질을 사용하거나 이종단백을 사용하고, 고분자 물질의 경우는 이종단백을 사용한다.
　다. 면역보조제로는 주로 Freund's Complete Adjuvant(FCA)를 사용하나, 경우에 따라서 alum 등 다른 면역 보조제를 사용할 수도 있다.

[주48]
용매는 원칙적으로 생리식염수를 사용하며 시험물질이 비수용성인 경우 여러가지 용해보조제를 사용하여 가능한 한 고농도의 수용액의 형태로 투여한다.

[주49]
　아나필락시스 쇼크 반응시험 판정기준

---

　1. 불안(Restlessness)
　2. 기모(Piloerection)
　3. 진전(Tremor)
　4. 코를 문지르거나 핥음(Rubbing or licking nose)
　5. 재채기(Sneezing)
　6. 기침(Coughing)
　7. 과호흡(Hyperpnea)
　8. 배뇨(Urination)
　9. 배변(Evacuation)
　10. 유루(Lacrimation)
　11. 호흡곤란(Dyspnea)
　12. 찍찍거리는 소리(Rhonchus)
　13. 청색증(Cyanosis)
　14. 보행불안(Staggering gait)
　15. 도약(Jumping)
　16. 헐떡거리고 몸부림침(Gasping and writhing)
　17. 경련(Convulsion)
　18. 횡와(Side position)
　19. Cheyne-Stokes 호흡(Cheyne-Stokes respiration)
　20. 사망(Death)

　[-] Asymptomatic : 무증상
　[±] Mild : 1-4의 증상

[+] Moderate : 1~10의 증상
[++] Severe : 1~19의 증상
[+++] Death : 사망

[주50]
본 시험법은 시험물질의 피부 감작성 여부를 시험하는 방법 중 가장 널리 사용되고 있는 maximization 시험법으로써 이 외에도 아래 열거된 시험법에 의한 실시가 가능하며 이 경우 각각의 판정기준에 따라 평가한다.
  가. Adjuvant and Patch 시험법
  나. Buehler 시험법
  다. Draize 시험법
  라. Freund's Complete Adjuvant 시험법
  마. Open Epicutaneous 시험법
  바. Optimization 시험법
  사. Split Adjuvant 시험법

[주51]
시험물질이 수용성일 경우 수용액으로 만든 후 FCA와 유화시키며 시험물질이 불용성이거나 지용성일 경우 먼저 FCA에 현탁시킨 후 적정절한 용매와 유화시킨다. 양성대조군에는 기지의 감작성 물질을 투여한다. 1차 감작시 시험물질의 농도는 부분적 괴사나 전신독성을 나타내지 않는 농도이어야 한다. 일반적으로 피내주사에는 0.1ml의 용량이 사용된다.

[주52]
피부자극시험을 통해 2차 감작 및 야기시의 시험물질 농도를 결정하되 2차 감작시에는 가벼운 염증을 유발하는 농도, 야기시에는 무자극 최대농도를 사용한다. 시험물질이 무자극성일 경우, 시험물질의 침투를 용이하게 하기 위해 2차 감작 24시간 전 바세린을 이용하여 만든 10% 라우릴 황산나트륨을 도포한다.
일반적으로 2차 감작시 0.2ml 또는 0.2g의 용량이 사용되고 야기시 0.1ml 또는 0.1g의 용량이 사용된다.

[주53]
피부반응 평가기준

점 수	증 상
0	무반응
1	홍반이 적용부위에 흩어져 나타남
2	홍반이 적용부위 전체에 나타남
3	전체적으로 강한 홍반 및 부종이 나타남

[주54]
피부감작성 평가기준

감작율(%)	등 급	분 류
0-8	I	매우약함
9-28	II	약 함
29-64	III	보 통
65-80	IV	강 함
81-100	IV	매우강함

[주55]
이 경우 일반 독성시험 자료에 원칙적으로 혈액검사자료 및 면역장기의 무게를 포함한 병리조직학적 자료가 포함되어야 한다.

[주56]
각 시험항목은 원칙적으로 생체내(in vivo)시험으로 수행하여야 하고, T세포 의존성 항체 반응과 같은 면역기능시험을 우선적으로 수행하는 것이 권장된다. 동일한 목적의 다른 시험법도 실시 가능하고 해당 의약품의 특성과 임상적용법 등에서 타당한 사유가 인정되면 본 시험의 생략이 가능하다.

[주57]
발암성시험에서의 최고용량은 이 기준에서 사용하고 있는 최대내성용량 외에도 ICH 기준에서 제시하고 있는 다음과 같은 방법을 근거로 설정할 수 있다 ; 1) 약물동태학적 지표 : 설치류에서 시험물질 또는 대사체의 AUC가 사람혈장 중 AUC의 25배가 되는 용량, 2) 약동력학적 작용 : 선택한 용량 이상에서 나타날 수 있는 약동력학적 반응과 동일한 반응이 나타나고, 시험의 신뢰성을 방해하는 생리적 또는 항상성의 장애를 일으키지 않는 용량, 3) 흡수가 포화되는 양 : 전신이용률시험에서 측정된 흡수의 포화량, 4) 투여가능 최대량, 5) 한계용량, 6) 기타 지표 : ICH 기준에서 특별히 정의하지 않은 기타 지표.

[주58]
1종의 중단기 생체내 설치류 시험, 장기 발암성 시험 혹은 유전독성시험의 소견이나 그 밖의 시험 성적을 통해 그 의약품이 명확히 사람에게 발암성을 갖는 것이 나타났을 경우에는 제2의 발암성 시험은 반드시 요구되지는 않는다.

[주59]
1. 일반적으로 이 시험은 사람에게 외삽되고 사람에 대한 위해도 평가에 응용할 수 있다고 생각되는 발암기전을 근거로 해야 한다. 이것은 장기발암성시험을 보완하면서 발암성시험에서 얻을 수 없는 새로운 정보를 가져오는 것이어야 한다.
또 동물 수, 동물 애호나 발암성시험에서의 전체적인 경제성에 대해서도 고려되어야 한다. 이 기준을 만족하는 대표적인 시험방법은 다음과 같다.

가. 설치류를 사용한 개시-촉진 모델 : 간 발암성 물질을 검색하기 위한 랫드의 개시-촉진 모델은 initiator를 투여 후 시험물질을 수 주간 투여한다. 또한 다장기 발암모델은 최대 5종류의 initiator를 투여하고 다음으로 시험물질을 수 개월간 투여한다.
나. p53+/- 결손 모델, Tg·AC 모델, TgHras2 모델, XPA결손 모델 등 형질전환 마우스 시험
다. 신생아 설치류 발암 모델

2. 중간기 생체내 설치류 시험계의 선택 상 고려해야 할 점

시험계는 발암성에 관한 종합평가에 유용한 정보를 얻을 수 있도록 그 시험에서 이용되는 시험물질에 대한 약력학이나 사람과의 노출 차이 등의 정보 혹은 그 밖의 관련 정보 등 과학적 근거의 중요성을 고려하여 선택하여야 한다. 시험법의 선택 이유는 기록으로 남겨야 하며, 선택된 시험법의 장단점에 대한 과학적인 고찰도 포함해야 한다.

[주60]
(국소내성시험 예시)
1. 시험동물 : 토끼
2. 대조군 : 양성대조군, 음성대조군
3. 투여방법
    가. 우측 귀정맥 : 시험물질 또는 양성대조군
    나. 좌측 귀정맥 : 음성대조군
4. 투여기간 : 8일간 1일 2회
5. 측정항목
    가. 육안소견
    나. 조직병리소견

[주61]
흡입독성시험에서의 최고용량은 이 기준에서 사용하고 있는 노출 농도 이외에도 최대투여가능용량, 최대내성용량 또는 ICH 기준에서 제시하고 있는 다음과 같은 방법을 근거로 설정할 수 있다.
 1. 전신작용 흡입제의 경우
    가. AUC가 임상 전신 노출의 50배와 같거나 그 이상이 되는 용량
    나. 폐에 침착될 것으로 계산된 용량의 10배 이상이 되는 용량
 2. 국소작용 흡입제의 경우
    가. 임상적으로 폐에 침착될 것으로 계산된 용량의 50배 이상의 폐침착을 나타낼 것으로 예상되는 용량
    나. 사람에서 임상용량으로 복용하였을 때 산출된 AUC의 10배 이상의 용량

편집위원장	독성평가연구부장 오재호
편 집 위 원	오일웅, 양준영, 정기경, 허은정, 이진희, 김해동, 유창우, 신보미, 김수연(이상 독성연구과)
	이윤숙, 김주환, 이정선(이상 특수독성과)
자 문 위 원	곽승준(창원대학교), 양소영(바이오톡스텍)
	유욱준, 허용주(이상 안전성평가연구소)

의약품등의 독성시험기준 해설서

초판 인쇄 2022년 11월 09일
초판 발행 2022년 11월 11일

저 자 식품의약품안전처 식품의약품안전평가원
발행인 김갑용

발행처 진한엠앤비
주소 서울시 서대문구 독립문로 14길 66 205호(냉천동 260)
전화 02) 364 - 8491(대) / 팩스 02) 319 - 3537
홈페이지주소 http://www.jinhanbook.co.kr
등록번호 제25100-2016-000019호 (등록일자 : 1993년 05월 25일)
ⓒ2022 jinhan M&B INC, Printed in Korea

ISBN 979-11-290-3278-2 (93570)   [정가 20,000원]

☞ 이 책에 담긴 내용의 무단 전재 및 복제 행위를 금합니다.
☞ 잘못 만들어진 책자는 구입처에서 교환해 드립니다.
☞ 본 도서는 [공공데이터 제공 및 이용 활성화에 관한 법률]을 근거로 출판되었습니다.